马铃薯营养价值与主食产品

蔡仁祥　成灿土　林宝义　主编

U0215140

浙江科学技术出版社

图书在版编目（CIP）数据

马铃薯营养价值与主食产品/蔡仁祥，成灿土，林宝义主编.
—杭州：浙江科学技术出版社，2018.1
　　ISBN 978-7-5341-8012-5

　　Ⅰ．①马…　Ⅱ．①蔡…　②成…　③林…　Ⅲ．①马
铃薯—营养价值　②马铃薯—薯类制食品—食品加工
Ⅳ．①R151.3　②TS215
中国版本图书馆CIP数据核字（2017）第313299号

书　　名　马铃薯营养价值与主食产品
主　　编　蔡仁祥　成灿土　林宝义

出版发行　浙江科学技术出版社
　　　　　网址：www.zkpress.com
　　　　　杭州市体育场路 347 号
　　　　　邮政编码：310006
　　　　　销售部电话：0571-85176040
　　　　　编辑部电话：0571-85152719
　　　　　E-mail：zkpress@zkpress.com
排　　版　杭州万方图书有限公司
印　　刷　杭州下城教育印刷有限公司
经　　销　全国各地新华书店

开　　本　880mm×1240mm　　1/32　　印　张　4.25
字　　数　103 000
版　　次　2018 年 1 月第 1 版　　2018 年 1 月第 1 次印刷
书　　号　ISBN 978-7-5341-8012-5　　定　价　25.00 元

责任编辑　詹　喜　　　　　**文字编辑**　赵雷霖
责任美编　金　晖　　　　　**责任印务**　叶文炀
责任校对　赵　艳

《马铃薯营养价值与主食产品》
编写人员

主　　编　蔡仁祥　成灿土　林宝义

副 主 编　张　慧　秦叶波　尤金华

编写人员　（按姓氏笔画为序）

丁　检　王月星　尤金华　成灿土

许光治　纪国成　吴列洪　张　慧

林宝义　秦叶波　高　俊　程街亮

蔡仁祥

···前言···

马铃薯因其营养价值高、适应性强、生育期短、产量高，以及粮食、蔬菜、饲料和工业原料兼用的特点，已广泛种植于世界各地，是全球第四大重要的粮食作物。

马铃薯自明朝传入我国以后，对我国的社会发展、人口激增曾起到积极的作用。我国目前马铃薯种植面积达8500余万亩，是世界上栽培面积最大的国家。

目前浙江省马铃薯播种面积110多万亩，是继水稻、大豆、小麦、玉米后的第五大农作物，在全省各地都有一定的种植面积，其中宁海、象山、诸暨、义乌、兰溪等地栽培面积较大。经过多年生产实践，浙江省马铃薯已经实现了周年生产和销售，采用春种夏收、秋种秋收为主，高山避暑栽培、设施促早栽培和间作套种为辅的高效种植模式，经济效益显著，是农业增效、农民增收的一个好作物。

2015年初，国家提出马铃薯主食化战略决策，浙江省从保障粮食安全的战略高度出发，以杭州市被列为全国马铃薯主食开发第二批重点推广城市之一为契机，采取扎实有效的措施推进马铃薯产业发展和主食产品开发工作，并取得了马铃薯种植面积逐年扩大、南方特色马铃薯主食产品（如马铃薯年糕、马铃薯粉干、马铃薯发糕等）成功开发推广等初步成效。

　　本书介绍了马铃薯的起源、传播与分布，重点阐述马铃薯的营养价值、民间现有的马铃薯主食与菜肴以及近几年研发的马铃薯主食产品，图文并茂，是一本宣传马铃薯营养价值，推广马铃薯主食产品，适合消费者参照学做马铃薯食品的有益科普读物。

编者

2018 年 1 月

目录

CONTENTS

一、概　述

马铃薯（*Solanum tuberosum* L.），属茄科，一年生草本植物，又名土豆（东北、河北、鄂西北等地）、洋芋（西北、两湖地区）、洋山芋（江浙一带）、山药蛋（华北地区）、番仔薯（闽东地区）、薯仔（香港、广州）等。在国外，西班牙人称之为巴巴，意大利人称之为地豆，爱尔兰人称之为麻薯，法国人称之为地苹果，德国人称之为地梨，美国人称之为爱尔兰豆薯，俄罗斯人称之为荷兰薯等。

马铃薯是一种适应性广、产量高、营养丰富的粮食作物，是全球第四大重要的粮食作物，仅次于小麦、水稻、玉米。

马铃薯以地下块茎作粮食、蔬菜食用。块茎有圆、卵圆、扁圆和长筒形等形状，薯皮有白、红、黄、紫等颜色，薯肉多为白、黄、紫或粉红色。

马铃薯茎叶为绿色，成熟后期开白色或淡紫色的花，花药长而直立，呈淡黄或橙黄色（图1-1至图1-4）。马铃薯绿色的枝叶和艳丽的花朵具有很强的观赏价值，所以它也是目前休闲旅游观光农业种植较多的作物之一。

马铃薯也可作为饲料和工业原料。马铃薯块茎和新鲜茎叶是重要的牲畜优质饲料。马铃薯块茎淀粉含量高，是制备淀粉的重要原料，而马铃薯淀粉可用于酒精、合成橡胶、电影胶片、人造丝、香水、葡萄糖、糊精、饴糖及糖浆等产品的生产。此外，马铃薯新鲜嫩茎叶还可作肥料，其肥效与紫云英相当，有改土增肥的作用。

马铃薯是节水型作物，需水量远低于水稻、小麦、玉米等粮食

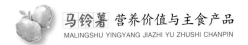

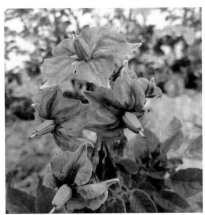

图1-1　淡紫色马铃薯花

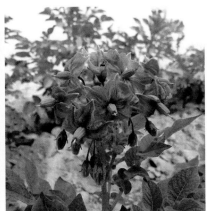

图1-2　深紫色马铃薯花

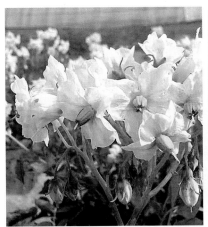

图1-3　白色马铃薯花

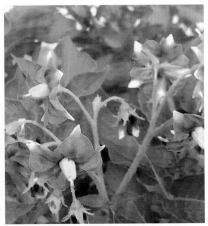

图1-4　粉色马铃薯花

作物。因此，在我国西北宁夏、甘肃等水资源短缺、地下水过度开采地区，发展马铃薯产业具有重要意义。

　　马铃薯生育期较短，植株匍匐、较耐阴，适宜与玉米、棉花、甘蔗、瓜菜等多种作物间作、套种，有利于扩大农作物种植面积，提高复种指数，增加农田经济效益。

二、马铃薯的起源、传播与分布

（一）马铃薯的起源、在全球的传播及分布

1. 马铃薯的起源

目前，被世界公认的马铃薯起源中心有两个：一个起源中心是秘鲁和玻利维亚交界处的盆地中心地区，及南美洲秘鲁、玻利维亚沿安第斯山麓和乌拉圭等地区，马铃薯栽培种起源于这些地区；另一个起源中心是中美洲及墨西哥，分布着不同倍性的马铃薯野生种。

最古老的马铃薯化石是在海拔2800米的秘鲁安卡什省高原奇尔卡（Chilca）峡谷洞穴中发现的，C_{14}测定距今约为1万年，说明人类在更新世冰河末期就已经开始驯化马铃薯了。

大约7000年前，美洲的印第安人在一次饥寒交迫的迁徙途中发现了能充饥的马铃薯，顺利度过饥饿危机，于是他们认为马铃薯是上苍赐予的礼物，把它奉为"马铃薯神"，并当成图腾崇拜。同一时期，秘鲁南部的一些农夫率先将野生马铃薯驯化，使其成为最早的种植马铃薯。此后，人们将这种马铃薯与一些近缘的野生植物杂交，使马铃薯家族发展出多样的品种。

2. 马铃薯在全球的传播

1532年，以弗朗西斯科·皮萨罗（Francisco Pizarro）为首的首批西班牙殖民者抵达安第斯山地区，并很快发现了被当地印第安

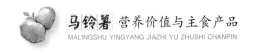

人视为珍宝的奇异圆形块茎，因其形状与蘑菇相似，故称之为"块菌"。

1536年，西班牙探险队员卡斯特亚诺（Juan de Castellanos）抵达了南美新大陆，在秘鲁的苏格科达村附近发现了马铃薯。在他编撰的《格兰那达新王国史》一书中记述："我们看到印第安人种植的玉米、豆子和一种奇怪的植物，它开淡紫色的花，根部结球，含有很多淀粉，味道很好。这种块茎有很多用途，印第安人把生薯切片敷在断骨上疗伤，擦额治疗头痛，外出时随身携带预防风湿病；或者和其他食物一起食用预防消化不良；印第安人还把马铃薯作为馈赠礼品。"从这可推断：印第安人栽培马铃薯有着悠久的历史。

马铃薯在世界范围内的传播，首先从南美洲传到欧洲，有两条路线：一路是1551年西班牙人瓦尔德维（Valdeve）将马铃薯块茎带到西班牙，并向国王卡尔五世（Karl V）报告这种珍奇植物的食用方法；1565年，马铃薯首次在西班牙的加那利群岛（Canary Islands）人工栽培；1573年，扩展到西班牙本土南部塞维尔地区（Sevilla）种植；后来传播到欧洲大部分国家以及亚洲的一些国家和地区。另一路是1565年英国人哈根（J. Haukin）从智利把马铃薯带至爱尔兰；1586年英国航海家特莱克（F. Drike）从西印度群岛向爱尔兰大量引进种薯；1597年在伦敦种植，并扩展到苏格兰、威尔士以及北欧诸国，又引种至大不列颠王国所属的殖民地以及北美洲。16世纪末和17世纪初荷兰人将马铃薯传入新加坡、日本和我国台湾省。1621年传入北美洲。17世纪中期西班牙人把马铃薯传入印度和爪哇等地。17世纪后期传入俄国。

3. 马铃薯在全球的分布

马铃薯耐寒、耐旱、耐瘠薄，适应性广，种植容易，产量高，因而分布很广。据2013年联合国粮食及农业组织（FAO）统计显示，马铃薯在全世界157个国家有种植，总播种面积2.85亿亩，总产量3.68亿吨，亩产量为1260千克。马铃薯在全球的分布主要集中在欧、亚两洲，种植面积和产量占到世界的80%（图2-1），其中以中国、俄罗斯、乌克兰、印度四国最多，种植面积占世界种植面积的一半。而美洲、非洲和大洋洲仅占20%。亩产量水平最高的国家是荷兰，达到3000千克，还有美国（约2667千克）、日本（约2200千克）和加拿大（约1800千克）等。

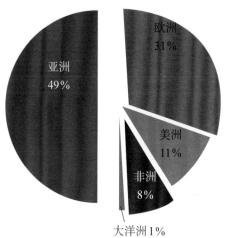

图2-1 马铃薯世界种植面积分布图
（来源：根据FAO数据整理）

（二）马铃薯在我国的传播与栽培历史

马铃薯因酷似马的铃铛而得名，此称呼最早见于康熙年间的《松溪县志食货》。

马铃薯最早传入我国的时间是在1573～1619年，但其传入的

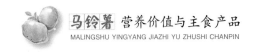
途径，目前并无定论。专家推断，大约有三种情形：一是经丝绸之路传入，在西北地区最先种植；二是由荷兰人从海路引进京津，当时是将其作为珍品奉献；三是荷兰人先引种至我国台湾省，再传至沿海各省，因此有的地区称呼马铃薯为荷兰薯、红毛薯。

马铃薯传入我国之后，由于其特有的生物学特性，19世纪及以前传播和扩散缓慢，所传播和种植的区域主要集中在气候适宜的高寒山地及冷凉地区，如四川、贵州、云南、陕西等省的山区。从20世纪开始，马铃薯在我国的传播速度加快，传播区域逐渐扩大，山西、甘肃、辽宁、吉林、黑龙江、福建等省都有较大面积的马铃薯种植，上海、新疆、甘肃、台湾、江西、广西、江苏等地区也开始种植马铃薯，并且种植面积不断增加，如山西省1932年的马铃薯种植面积达131.7万亩，居全国各省之首。据估计，1936年全国马铃薯种植面积为540万亩以上，1950年种植面积为2339万亩，1970年为5200万亩，2000年增加到7085万亩。

我国幅员辽阔，马铃薯栽培遍布全国，目前全国马铃薯种植面积达到约8500万亩，但亩产量较低，约为1200千克。在马铃薯产业发展过程中，各地区以其不同的资源条件为基础形成了4个生态主产区：北方一季作区——东北三省、青海、甘肃、宁夏、新疆、内蒙古，以及陕西、山西、河北的北部等地区；中原二季作区——江西、浙江、江苏、安徽、河南等省，以及山东、湖北、湖南的一部分；南方冬作区——广西、广东、福建、台湾等省、自治区；西南一二季混作区——西藏、四川、贵州等省、自治区。其中西南山区、西北和东北三省是我国马铃薯的主产区，尤其是西南山区，种植面积最大，约占全国种植总面积的1/3。

根据2016年《农业部关于推进马铃薯产业开发的指导意见》，马铃薯产业开发的发展目标是到2020年全国马铃薯种植面积扩大到1亿亩以上，亩产量提高到1300千克，总产量达到1.3亿吨。重点是在水资源短缺的西北、地下水严重超采的华北和南方冬闲田地区等扩大马铃薯种植面积。

（三）马铃薯在浙江的种植情况

浙江人通常把块茎小而圆的马铃薯称为洋芋艿，块茎大而椭圆的称为洋番薯。

1949年，浙江省马铃薯种植面积仅为30多万亩，20世纪50年代发展到45万亩，60年代、70年代和80年代下降到30万亩左右，

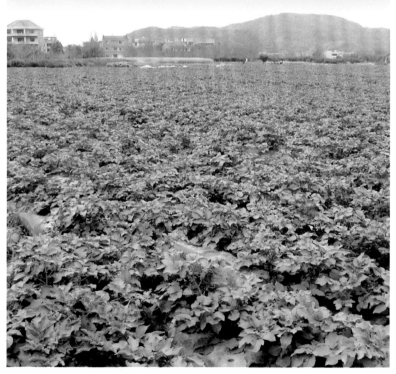

图2-2　诸暨市春马铃薯生产基地

90年代快速发展到80万亩左右。进入21世纪，马铃薯种植面积继续增加，达到100万亩以上，其中春马铃薯90多万亩，秋马铃薯10多万亩，以及少量的高山、设施马铃薯，亩产鲜薯1300千克左右。到2016年，全省马铃薯种植面积为106.35万亩，其中春马铃薯94.58万亩、秋马铃薯11.77万亩，鲜薯总产量为134.75万吨，均达到历史最高水平。

马铃薯在浙江省各地都有一定的种植面积。据2016年农业统计资料表明，浙江省28个县（市、区）的马铃薯种植面积超过1万亩，其中宁海县的马铃薯种植面积最大，为3.54万亩。

浙江省的马铃薯种植季节多样，春（2月初种、5月中旬收）、夏（高海拔山区，5~8月种、8~10月收）、秋（9月初种、11月底收）、冬（设施大棚、多层覆盖，10~12月种、次年2~3月收）都可播种或收获马铃薯，其中春马铃薯主要分布在宁海、象山、诸暨（图2-2）、仙居、松阳等县（市、区），秋马铃薯主要分布在浙中的义乌、兰溪（图2-3）、金东等县（市、区）。

浙江省马铃薯主要种植品种为东农303、中薯3号、中薯5号、费乌瑞它、克新4号和兴佳2号等。

图 2-3　兰溪市秋马铃薯生产基地

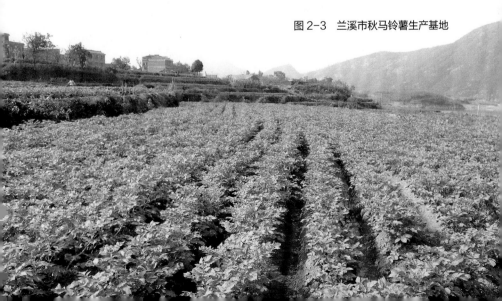

1. 东农303

极早熟品种，从出苗至收获55天。薯块呈扁卵形，黄皮黄肉，大小中等、整齐，结薯特别早且集中，适应性广，适宜和其他作物套种。蒸食品质优，淀粉质量好。植株中感晚疫病，较抗环腐病，高抗轻花叶病毒病和重花叶病毒病，轻感卷叶病毒病。耐涝性强。适宜种植密度为每亩4000～4500株。一般亩产量为1500～2000千克，高的可达2500千克以上。综合经济性状优，适宜食用、加工和出口。

2. 中薯3号

早熟品种，从出苗到成熟80天左右。结薯集中，单株结薯数3～5个，薯块大小中等、整齐，大中薯率可达90%以上。薯块

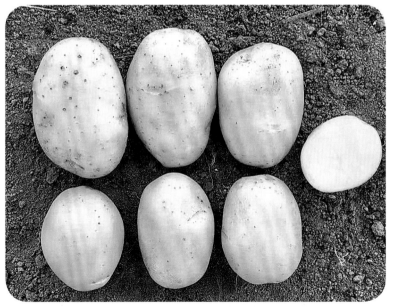

图2-4 中薯3号块茎

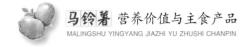
（图2-4）椭圆形，顶部圆形，浅黄色皮肉，芽眼少而浅，表皮光滑。淀粉含量为12%~14%，还原糖含量为0.3%，维生素C含量为20毫克/100克鲜薯，味道好，适合作鲜薯食用。植株抗马铃薯重花叶病毒病，较抗轻花叶病毒病和卷叶病毒病，不感疮痂病，退化慢，不抗晚疫病。

3.中薯5号

早熟品种，生育期60天左右。株型直立，株高55厘米左右，生长势较强。茎绿色，复叶大小中等，叶缘平展，叶色深绿，分枝数少。花冠白色，天然结实性中等，有种子。薯块（图2-5）为略扁圆形，淡黄皮，淡黄肉，表皮光滑，大而整齐，春季大中薯率可达97.6%，芽眼极浅，结薯集中。炒食品质优，炸片色泽浅。植株较抗晚疫病、轻花叶病毒病、重花叶病毒病和卷叶病毒病，生长后期

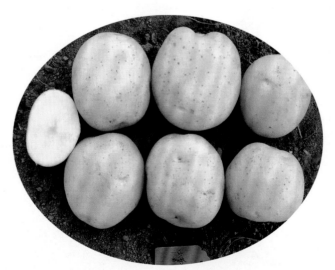

图2-5　中薯5号块茎

轻感卷叶病毒病，不抗疮痂病。马铃薯块茎干物质含量为18.5%，还原糖含量为0.51%，粗蛋白含量为1.85%，维生素C含量为29.1毫克/100克鲜薯。一般亩产量为2000千克左右。

4. 费乌瑞它

原名Favorita，也叫荷兰薯、荷兰15等，早熟高产品种，生育期60～65天，具有生长势强、茎粗壮、叶片大、早期扩展迅速的特点和块茎形成早、膨大快、结薯集中的特性。薯块干物质含量为17.7%，淀粉含量为12%～14%，食用品质极好。薯块呈长椭圆形，大而整齐，芽眼浅，表皮光滑，淡黄皮，薯肉鲜黄色。植株较抗马铃薯重花叶病毒病，对轻花叶病毒病和癌肿病免疫，植株易感晚疫病，块茎中抗晚疫病。一般亩产量为1500千克左右，高产可达3000千克以上。

5. 克新4号

早熟品种，生育期70天左右。株高约60厘米，块茎呈扁圆形，黄皮有网纹，薯肉淡黄色，芽眼数目中等、浅，结薯集中，薯块中等大小较整齐，休眠期短，极耐贮藏。块茎食味好，蒸食、加工品质优。植株感晚疫病，块茎对晚疫病有较高的抗性，感环腐病，对重花叶病毒病过敏，轻感卷叶病毒病，耐束顶病。一般亩产量约为1500千克，种植密度一般为亩栽4500株左右，免耕栽培每亩6000株左右为宜。

6. 兴佳2号

中早熟品种，鲜食、加工兼用品种，出苗至成熟70天左右。株高65厘米，茎绿色，叶深绿色，花冠白色，块茎为椭圆形，淡黄皮，淡黄肉，芽眼浅，结薯集中，单株结薯3～5个，50克以上商品

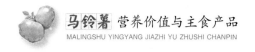

薯率可达93%。块茎(鲜薯)干物质含量为18.1%,淀粉含量为13.4%,还原糖含量为0.57%,维生素C含量为25.6毫克/100克鲜薯,蛋白含量为2.92%。较抗晚疫病。亩产量为2000~2500千克。

　　浙江省的马铃薯种植模式较多。在水田上有"春马铃薯—水稻—秋马铃薯""春马铃薯—单季稻""早中稻—秋马铃薯"等水旱轮作模式,在旱地上有"蚕豆/春玉米—夏玉米—秋马铃薯"一年四熟、"春马铃薯—花生"等多熟高效模式,以及各种间作套种、稻草覆盖免耕栽培等模式。

三、马铃薯的食用价值

马铃薯含有丰富的营养物质，在欧美一些国家，称马铃薯为"地下苹果""第二面包""珍贵作物"等。

联合国教科文组织将2008年定为"马铃薯年"，专家们称马铃薯为"埋没的宝物"，以突出马铃薯在提高食品安全和战胜饥饿中所扮演的重要角色。

如今，马铃薯在许多国家都受到礼待。如：在瑞典哥德堡市中心的一个小广场上，矗立着一座青铜塑像，俗称吃马铃薯者的塑像，他就是第一个吃马铃薯的瑞典人——约拿斯·阿尔斯特鲁玛（Yonas Alsteruma）；比利时人建立了马铃薯博物馆，收藏了印第安人绘有马铃薯图案的图腾，以及马铃薯邮票等文物，供人们参观；在尼日利亚，每年六七月间都要选定一天举办"马铃薯节"，人们制作各种马铃薯食品，以示庆贺；法国人认为"爱情和马铃薯一样宝贵"；西班牙人称马铃薯为"上等食品"；俄罗斯人称马铃薯为"享受食品"；在美国，马铃薯被称为"最受宠的蔬菜"，美国的缅因州每年都举行"马铃薯皇后"选拔赛，以示纪念；奥地利的一个仅有1400位居民的边境小镇格拉斯，于1997年开始在每年10月第一个周末举办"马铃薯节"，如今已发展成为当地规模最大的秋季商品交易和美食节日，节日当天会展示以马铃薯为主要原料的当地各种美食和特色小吃，自酿的果酒、蜂蜜、奶酪、各种肉食以及民间传统手工艺品，种类繁多，吸引1.5万名以上来自维也纳、邻近捷克和数百公里之外的德国、荷兰等地的游客。

（一）马铃薯中含有的营养成分

新鲜马铃薯块茎中所含成分：淀粉为9%～20%，蛋白质为1.5%～2.1%，脂肪为0.1%～1.1%，粗纤维为0.6%～0.8%。每100克新鲜马铃薯中所含的营养成分：钙5～8毫克，磷15～40毫克，钾200～342毫克，碘0.8～1.2毫克，胡萝卜素12～30毫克，烟酸0.4～1.1毫克（表3-1）。

表3-1　新鲜马铃薯营养成分表（每100克）

成分名称	含量	成分名称	含量	成分名称	含量
可食部分 /%	94	水分 /%	79.8	能量 / 干卡	76
能量 / 干焦	318	蛋白质 / 克	2	脂肪 / 克	0.2
碳水化合物 / 克	17.2	膳食纤维 / 克	0.7	胆固醇 / 毫克	0
灰分 / 克	0.8	胡萝卜素 / 毫克	30	维生素 C/ 毫克	27
维生素 A/ 毫克	5	维生素 E/ 毫克	0.34	维生素 B_2/ 毫克	0.04
烟酸 / 毫克	1.1	钾 / 毫克	342	磷 / 毫克	40
镁 / 毫克	23	钙 / 毫克	8	钠 / 毫克	2.7
铁 / 毫克	0.8	碘 / 毫克	1.2	锌 / 毫克	0.37
锰 / 毫克	0.14	铜 / 毫克	0.12	硒 / 微克	0.78

资料来源：杨月欣.中国食物成分表（第二版）［M］.北京：北京大学医学出版社，2009.

1.马铃薯块茎含有大量的淀粉

淀粉是食用马铃薯时的主要能量来源。一般早熟马铃薯含淀粉11%～14%，中晚熟马铃薯含淀粉14%～20%，高淀粉品种可达25%以上。

2.马铃薯块茎中的蛋白质含量高

块茎含有2%左右的蛋白质，且其品质与鸡蛋的蛋白质相当，容易消化、吸收，优于其他作物的蛋白质。马铃薯蛋白质中含有18种氨基酸（表3-2），包括8种必需氨基酸（赖氨酸、色氨酸、苏氨酸、苯丙氨酸、缬氨酸、亮氨酸、异亮氨酸、蛋氨酸）和2种半必需氨基酸（精氨酸和酪氨酸）。

表3-2　新鲜马铃薯中的氨基酸成分表（每100克）

成分名称	含量/毫克	成分名称	含量/毫克	成分名称	含量/毫克
天冬氨酸	356	谷氨酸	270	亮氨酸	94
缬氨酸	87	赖氨酸	82	精氨酸	71
苯丙氨酸	67	丝氨酸	64	丙氨酸	60
异亮氨酸	58	酪氨酸	53	甘氨酸	52
苏氨酸	51	脯氨酸	49	色氨酸	29

资料来源：杨月欣.中国食物成分表（第二版）［M］.北京：北京大学医学出版社，2009.

3.马铃薯块茎脂肪含量低

脂肪含量低是马铃薯与其他谷类食物的最大区别。据测算，鲜薯的脂肪含量仅为0.2%，马铃薯全粉中为0.5%，而大米、小麦及玉米中的脂肪含量分别为0.8%、1.2% 和3.8%。脂肪摄入大幅增加是近年来居民膳食结构失衡的重要原因之一，过多的脂肪摄入，可增加居民肥胖及心血管疾病发生的风险。而马铃薯因脂肪含量较低，长期食用可降低脂肪摄入量、优化居民膳食结构。

4.马铃薯块茎富含多种维生素

食用马铃薯有益于健康是与维生素的作用分不开的。特别是维生素C，可防止坏血病，刺激造血机能等，这在日常吃的大米、白面中是没有的，而每100克马铃薯可提供的维生素C约27毫克，是苹果的6倍，一个成年人每天吃0.5千克的马铃薯即可满足体内

表3-3 马铃薯与主粮食物的主要营养成分含量比较表（每100克）

主粮食物名称	营养成分含量				
	水 /%	锌 / 毫克	钾 / 毫克	维生素 B_2/ 毫克	维生素 C/ 毫克
马铃薯（鲜薯）	79.8	0.4	342	0.04	27.0
马铃薯（全粉）	5.6	12.5	980	0.25	25.9
大米	13.3	1.7	103	0.05	0
小麦	10.0	2.3	289	0.10	0
玉米	12.5	1.8	281	0.10	0

资料来源：杨月欣.中国食物成分表（第二版）［M］.北京：北京大学医学出版社，2009.

对维生素C的全部需要量。沿海渔民在为期三个多月的远洋捕捞生产中，携带大量的新鲜马铃薯，既可作蔬菜和水果提供维生素C等，也可作主食提供淀粉。块茎中还含有维生素A（胡萝卜素）、维生素B_1（硫胺素）、维生素B_2（核黄素）、维生素PP（烟酸）、维生素E（生育酚）、维生素B_3（泛酸）、维生素B_6（吡哆醇）、维生素M（叶酸）和生物素H等，对人体健康都是有益的（表3–3）。

5. 马铃薯块茎富含矿物质

块茎中的无机盐如钙、磷、铁、钾、钠、锌、锰等含量较高，属于碱性食品，能够中和食品中的酸性物质，保持人体内酸碱平衡。矿物质也是人体健康和幼儿发育成长不可缺少的元素。

6. 马铃薯块茎富含膳食纤维

新鲜马铃薯块茎内还含有0.6%～0.8%的膳食纤维，比大米、面粉高2～12倍。

（二）马铃薯的特殊价值

1. 婴幼儿食品

目前常见的婴幼儿辅食有马铃薯泥、马铃薯块和马铃薯饼干等，这类食品营养丰富、烹调简单，同时易于婴幼儿消化吸收。

2. 保健食品

马铃薯块茎富含维生素E、维生素C、钾、硒等，是抗衰老、保健康的重要食品。彩色马铃薯还含有丰富的花青素，它是一种强抗氧化剂，能有效清除体内有害自由基，起到抗衰老、预防心脑血

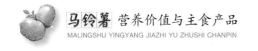

管疾病等作用。

（1）健脾胃。马铃薯含有B族维生素、维生素C、膳食纤维等，能促进脾胃的消化功能。对胃溃疡、慢性胃炎等有一定的治疗作用。常食马铃薯可作为防治胃癌的辅助疗法。由于马铃薯所含的纤维细嫩，对胃肠黏膜无刺激作用，所以也有缓解疼痛及减少胃酸分泌的作用。

（2）宽肠通便。马铃薯含有大量膳食纤维，可增加肠内容物，加快胃肠蠕动，防治便秘，帮助机体及时排泄代谢毒素，减少体内有害代谢物质的积聚，预防肠道疾病（如大肠癌）的发生。

（3）降血压、降血脂、保护心血管。在20种最常食用的新鲜蔬菜和水果中，马铃薯的钾含量最高，一个中等大小的带皮马铃薯（约180克）含有620毫克的钾，这相当于人体每日建议摄取量的18%。中老年人特别是正在服用利尿性降压药的高血压、水肿患者以及其他心血管患者，由于种种原因，体内容易缺钾，因此，中老年人及心血管患者都应经常吃马铃薯。马铃薯含有大量膳食纤维，一个中等大小的带皮马铃薯含有2克膳食纤维，约占每日建议摄入量的8%，膳食纤维有助于降低血液中的胆固醇含量，预防心血管疾病的发生。马铃薯还含有一种特殊的降血压的化学物质"地骨皮胺"，其降压机制与中枢神经系统有关，可能有阻断交感神经末梢及直接舒张血管的作用，是心血管患者的一剂良药。同时马铃薯也能供给人体大量的黏蛋白，这是一种多糖蛋白质的混合物，对人体具有特殊的保健作用，能防止血脂沉积在心血管上，保持血管弹性，防止动脉粥样硬化过早发生，有效预防心血管疾病。

（4）吃出好性格。现代的上班族，容易受到抑郁、沮丧、不安等负面情绪的困扰，多吃马铃薯，可以摄取足够的钙与磷，能缓解不安情绪，使性格变得沉稳。

因工作繁重，再加上经常食用精细粮而行动迟缓、性情暴躁的人应常吃马铃薯，因其富含的维生素B_6能起到平复焦躁、加强身体协调性的作用。

依赖性强的人，在食谱中加大马铃薯的比重，增加碱性食物的摄取量，一般能提高自信、减少依赖。

干燥的气候会引起燥热、便秘等不适，马铃薯不仅可以养护脾胃，益气润肠，还能滋润皮肤。

3. 美体美容食品

马铃薯是低热量、高含水量的食物，脂肪含量是所有充饥食物中最少的，这对控制日常饮食中脂肪的摄入非常有益。马铃薯中含有的淀粉多为抗性淀粉，它消化较慢，可增加饱腹感并有助于延缓血液升糖速度，同时马铃薯中丰富的膳食纤维也增加了食用后的饱腹感，减少了更多食物的摄入。马铃薯还能促进体内脂肪的代谢，有利于保持身体健美。从这些层面分析，并非人们所想的那样吃马铃薯会令人发胖，只要吃得对，不仅不会发胖，反而有助减肥。

（1）减肥。在相当长的时间里，人们一直都认为马铃薯是容易导致发胖的食品。但实际上，马铃薯却是理想的减肥食品。美国新泽西州立大学汉斯·费希尔博士（Hans Fisher）告诉人们："吃马铃薯绝不会使人发胖，尤其是爱吃马铃薯的女性，可以放心大胆地吃。使你发胖的绝不是马铃薯，而是油脂、乳酪、甜食。"这是因为，马铃薯的淀粉含量仅20%左右，而且脂肪含量是所有充饥食物中最少的。此外，马铃薯的含水量很高，每100克马铃薯的含水量高达80克左右，配合膳食纤维，食后令人产生饱腹感，可以大大减少食物的摄入量，这是控制体重的关键要素。同时，马铃薯中的甜味物质也会让人的味蕾得到满足。

如果说吃马铃薯能使人发胖，那就是马铃薯中的淀粉加上植物油或动物油的效力。因此，吃马铃薯一定要注意烹饪方式，最好煮食、蒸食、炖食、烤食，不但有利于减肥，也有利于保存马铃薯的营养价值。如果想减肥，不妨把马铃薯当主食吃，这是吃马铃薯减肥的关键。如果每天坚持一餐只吃马铃薯，长期下去对预防营养过剩和减去多余的脂肪有一定的效果。

（2）美容护肤。马铃薯中的淀粉是皮肤的天然安抚剂，能保护角质层，锁住水分，使皮肤保持弹性，延缓衰老。因此将煮熟的马铃薯切成片贴在脸上，有使皮肤细致、水润的功效。

马铃薯含有大量膳食纤维，能加快胃肠蠕动，帮助机体及时排泄代谢毒素，减少毒素在肠道分解和停留的时间，不仅能防治便秘，预防大肠癌，更可以使肌肤保持健康美丽。

马铃薯是一种碱性食物，能中和体内代谢后产生的酸性物质，有利于维持体内酸碱平衡，从而起到一定的美容、抗衰老作用。

生马铃薯泥和马铃薯汁可以敷治皮炎、皮肤湿疹、风湿性关节炎等，可以在马铃薯汁中加入干酵母粉，调匀后涂抹在患处。

早在清代就有文字记载："土芋功能稀痘，小儿熟食，大解痘毒。"把马铃薯捣碎后，敷贴于患处，对丹毒肿胀、疮疥溃疡及烧伤创面都会收到满意效果。

（3）化瘀消肿。马铃薯含有胆甾烷衍生物茄碱及龙葵碱，具有兴奋平滑肌和加强血液流通的作用，并有渗压及抗真菌的作用，可在短时间内使水肿消退或消失；马铃薯含丰富的维生素B_2，参与糖、蛋白质、脂肪的代谢，可保护皮肤免受炎症的侵害。如果因患有某些疾病，需要连续几天到医院输液，导致输液的针眼部位出现了发青、发肿的现象，可以将马铃薯片敷在发青、发肿的针眼处，很快就可以化瘀、消肿。

（三）马铃薯的药用价值

中医认为，马铃薯具有补中益气、和胃健脾、消肿等功效，外用可敷疗骨折损伤、头痛、风湿等症。如《湖南药物志》记载："补中益气，健脾胃，消炎。"《食物中药与便方》记载："和胃，调中，健脾，益气。"每100克新鲜马铃薯含钾量高达340多毫克，是20多种经常食用的蔬菜、水果中含钾量最多的。钾可以调节细胞内渗透压和体液的酸碱平衡，有助于维持神经健康、心律正常，并协助肌肉正常收缩，可以预防中风。据研究发现，每周吃5～6个马铃薯，可使中风概率下降40%。同时，马铃薯也是癌症患者较好的康复食品，食用马铃薯全粉或马铃薯泥可止吐、助消化、维护上皮细胞，能缓解致癌物在体内的毒性。也由于富含维生素和花青素，食用马铃薯可预防与自由基有关的疾病，包括癌症、心脏病、过早衰老、中风、关节炎等。

俄罗斯的营养专家曾对莫斯科市1200人进行调查，结果表明，平时常吃马铃薯的人比不吃马铃薯的人患流感、传染性肝炎、痢疾、伤寒、霍乱等传染病的概率低72.4%。

另一方面，马铃薯在医药方面也大有作为。由于马铃薯淀粉的低热量特点，可用在治疗某些特殊疾病的维生素、葡萄糖、山梨醇等药品中。用马铃薯淀粉还可制成淀粉海绵，经消毒后放在伤口上有止血作用。

（四）彩色马铃薯品种与价值

市场上不同马铃薯品种不仅形状各异，薯肉颜色也有白色、黄色、紫色和粉色等，以白色和黄色薯肉的马铃薯品种居多，彩色马铃薯较为少见。

彩色马铃薯有紫色、红色、黑色、黄色等多种颜色。彩色马铃薯由于本身含有抗氧化成分，因此经高温油炸后薯片仍保持着天然颜色。目前，黑色马铃薯品种有黑金刚等，紫色马铃薯品种有紫

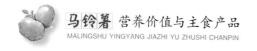

洋、紫玫瑰等，红色马铃薯品种有红美、红云等。彩色马铃薯不仅营养价值高于普通马铃薯，而且因块茎中含有多酚类化合物，如芥子酸、香豆酸、黄酮以及花青素、硒等，具有更强的保健功能和药用价值。

1. 红美

"红美"是一个集美观、营养、保健于一身的马铃薯新品种，由内蒙古农牧业科学院马铃薯研究中心和内蒙古铃田生物技术有限公司共同杂交选育而成的彩色马铃薯品种，2014年通过内蒙古自治区新品种审定（编号：蒙审薯2014001号）。中早熟品种，生育期75～80天。薯皮薯肉皆为红色，块茎是长椭圆形，中等大小，表皮略粗糙，芽眼较浅、数目少（图3-1）。结薯集中，整齐度高，丰产性好，一般亩产量为2500千克。鲜薯品质优良，蒸、煮、烤口感好，

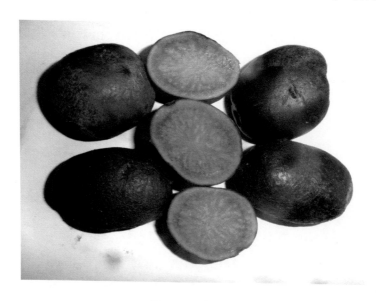

图3-1　红美品种

入口绵软、香甜。每100克鲜薯硒含量为7.36毫克，是普通马铃薯的50倍，每100克鲜薯花青素含量为21.79毫克，抗氧化活性物质含量高于一般品种，有防癌、延缓衰老等作用。

2.黑金刚

中早熟品种，生育期90天。薯块呈长椭圆形，大而整齐；表皮光滑，呈黑紫色，乌黑发亮，富有光泽，芽眼浅、数目中等；薯肉呈深紫色，致密度紧。结薯集中，耐旱、耐寒性强，薯块耐储藏，适应性广，适宜各地种植。一般亩产量为2000千克左右。鲜薯淀粉含量高达13%～15%，口感较好，品质极佳。每100克鲜薯花青素含量高达100毫克，抗氧化活性物质含量高于一般品种，具有美容美颜、防癌、延缓衰老和保护视力等功效。

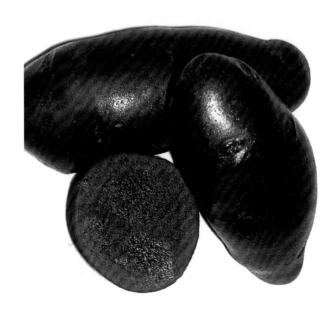

图3-2　黑金刚品种

3.紫玫瑰

薯皮、薯肉都是黑紫色，块茎呈椭圆形，大而整齐，表皮光滑，芽眼浅（图3-3）。每100克鲜薯中花青素含量为48.4毫克，抗氧化活性物质含量高于一般品种，有防癌、延缓衰老等作用。

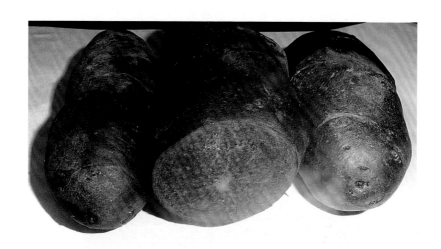

图3-3　紫玫瑰品种

（五）发芽马铃薯的毒性

马铃薯含有一些有毒的生物碱，主要是茄碱和毛壳霉碱，但一般经过170℃的高温烹调，有毒物质就会分解。

马铃薯含有极低量龙葵素（0.005%～0.01%），致毒成分为茄碱，又称马铃薯毒素，一般食用不会造成中毒。但是马铃薯发芽后（图3-4），其幼芽和芽眼部分的茄碱含量可高达0.3%～0.5%。而正常人体一次性食入茄碱0.2～0.4克即可引起急性中毒。

发芽马铃薯中毒在食后2～4小时发病。症状为先有咽喉部位刺痒或灼热感、上腹部烧灼感或疼痛，继而出现恶心、呕吐、腹泻等胃肠炎症状；中毒较深者可因剧烈呕吐、腹泻而导致脱水、电解质紊乱和血压下降，此外，还常伴有头晕、头痛、轻度意识障碍等；重症者还会出现昏迷和抽搐，最后因心脏衰竭、呼吸中枢麻痹导致死亡。

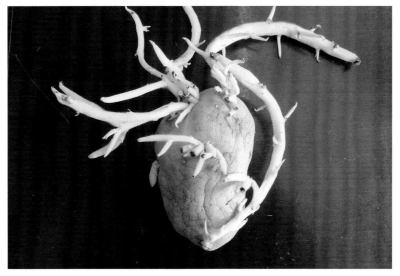

图3-4　发芽马铃薯

当马铃薯长期暴露在阳光下时，会导致叶绿素含量增加，使表皮变绿发青（图3-5），这时马铃薯中的龙葵素含量也大量增加，因此，对于发芽多的或皮肉变黑绿的马铃薯应立即停止食用，以防中毒，对发青、发芽不多者，可削掉发青的表皮、剔除芽及芽周边部分，去皮、去芽后水浸30～60分钟，烹调时加醋并煮透，以破坏残余的毒素。同时，马铃薯应储存于干燥、阴凉、避光处，以防止发

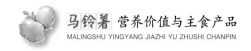
芽。孕妇、儿童等特殊人群，要避免一次性大量食用马铃薯，禁止食用发芽、发青的马铃薯。

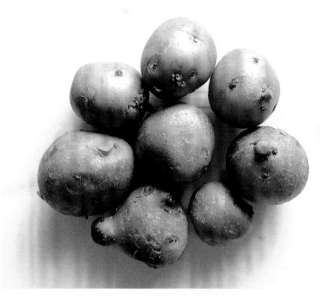

图3-5　发青马铃薯

四、马铃薯的食用情况

马铃薯在日常消费中形式多样、特色各异。作为蔬菜，它不仅能独立成菜，也可与多种食材搭配，佐各式主餐；作为水果，它清爽简单，鲜美平和，符合追求健康生活的消费者意愿；作为主粮，它营养丰富，特别是富含维生素、矿物质、膳食纤维等成分，满足消费结构升级和主食文化发展的需要。欧洲人的"杰克烤马铃薯"曾经是工人阶级的美食，价廉且便捷，更能节省时间，加快了机械时代的前进步伐；薯条、薯片更成为西式快餐主角，风靡全球；洋芋擦擦、洋芋饼则是具有浓郁中国西部特色的美味佳肴。无论是欧洲或美洲，还是亚洲和非洲，几乎每一家的食单上，马铃薯都赫然在列。

据初步统计，马铃薯可做成近500道味道鲜美、形色各异的食品，创各种菜肴烹饪技艺之最。其中著名的菜肴和食品有：俄罗斯的马铃薯烧牛肉、马铃薯炒洋葱、咖喱马铃薯肉片；美国的马铃薯甜圈、巧克力马铃薯糕、炸薯片、炸薯条；法国的马铃薯夹心面包，马铃薯肉饼；德国的炸薯条；我国的拔丝土豆、土豆炖肉等等。

马铃薯的吃法很多，不仅可作主食和蔬菜，也可作馅儿，能凉拌或做成沙拉等，更能加工成食品原料，如淀粉、全粉、薯泥等。

（一）马铃薯在国外的食用情况

在国外，马铃薯在食品消费中占比较大，且加工业较发达。在

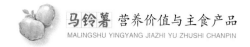

欧美等发达国家，马铃薯多以主食形式消费，并颇得消费者青睐，已成为日常生活中不可缺少的重要食物之一。

美国每年人均马铃薯消费量为65千克，仅次于小麦。马铃薯加工制品的产量和消费量约占总产量的76%，马铃薯食品多达90余种，市场上马铃薯食品随处可见（图4-1）。

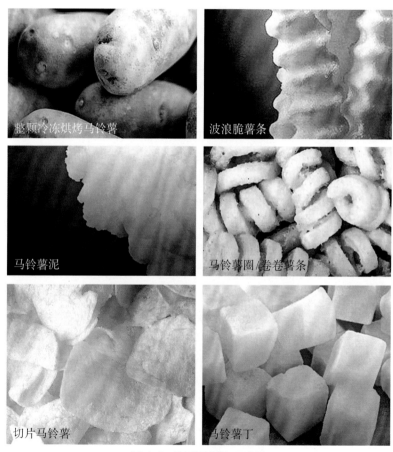

整颗冷冻烘烤马铃薯　波浪脆薯条

马铃薯泥　马铃薯圈/卷卷薯条

切片马铃薯　马铃薯丁

图4-1　美国马铃薯加工食品

在俄罗斯，马铃薯享有"第二面包"的美称。俄罗斯是马铃薯消费大国，俄罗斯人几乎一年四季每顿饭都离不开马铃薯，烤马铃薯、马铃薯烧牛肉风靡全国，每年人均马铃薯消费量为100千克，几乎与主粮的消费量差不多（图4-2）。

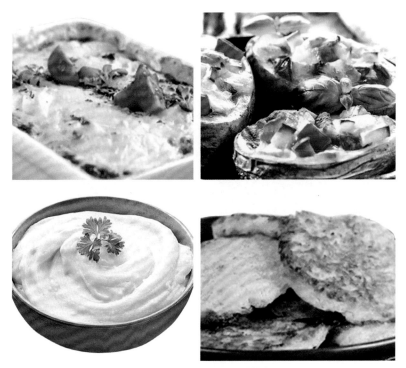

图4-2　俄罗斯的部分马铃薯食品

日本的马铃薯年总产量为351.2万吨，仅北海道每年加工用的鲜薯约为259余万吨，占该地区总产量的86%，其中用于加工食品和淀粉的马铃薯约为205万吨，占72.4%。加工产品主要有冷冻马铃薯制品、马铃薯条（片）、薯泥、薯泥复合制品、淀粉和马铃薯全

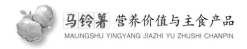

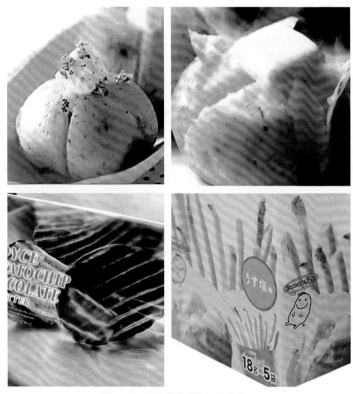

图4-3　日本北海道的马铃薯食品

粉等深加工制品，以及全价饲料等（图4-3）。

　　德国每年进口200多万吨马铃薯食品，主要有干马铃薯块、丝和膨化薯块等（图4-4），每年人均消费马铃薯食品19千克。英国每年人均消费马铃薯近100千克，每年用于食品生产的马铃薯为450万吨，其中以冷冻马铃薯制品最多。法国是马铃薯泥的主要生产国，早在20世纪70年代初就达2万多吨，全国有12个大企业生产马铃薯食品，每年人均消费马铃薯食品39千克。

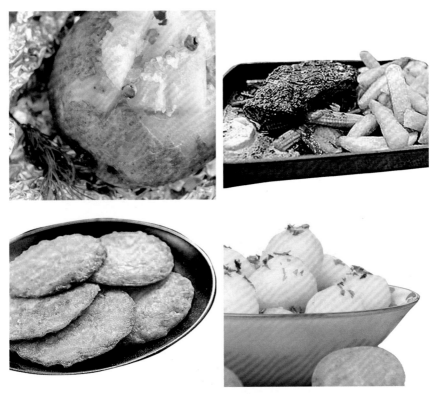

图 4-4 德国的马铃薯主食产品

非洲卢旺达和马拉维也将马铃薯作为热量的重要来源，每年人均食用量也在100千克以上。安第斯山脉、地中海沿岸和东亚各国每年人均食用量为20～60千克。

（二）马铃薯在我国的食用情况

在我国，马铃薯多限于鲜贮、鲜运、鲜销、鲜食。在传统的膳食结构中，90%以上的马铃薯作为蔬菜鲜食，很少作为主食食用。

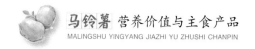

近年来，随着麦当劳、肯德基等快餐食品在我国快速发展，薯条、薯泥、油炸薯片、膨化食品等马铃薯加工制品的消费也不断增长（图4-5）。由于人们对健康食品的认识和对食物多样性的需求，以及各种媒介的宣传引导，马铃薯食品将逐步成为我国日常食物结构中的主食之一，在日常膳食结构中占有一席之地。

马铃薯加工产品主要有马铃薯片、条等膨化食品和马铃薯馒头、马铃薯面条、马铃薯米粉、马铃薯粉条、马铃薯粉丝以及马铃薯淀粉（包括变性淀粉和马铃薯全粉）。目前，马铃薯在我国主要

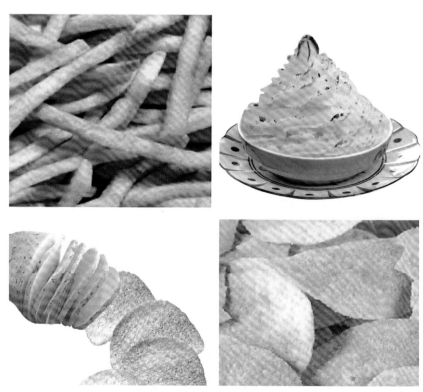

图4-5 快餐店的马铃薯加工制品

用于传统的马铃薯粉条加工，用于加工淀粉的比例较小。

（三）马铃薯在浙江的食用情况

浙江省95%以上的马铃薯用于鲜贮、鲜运、鲜销、鲜食，3%左右用于加工马铃薯淀粉、粉皮、粉条等，仅少数几家企业加工很少量的薯片、薯条等食品。

五、马铃薯主食产品

在我国，90%以上的马铃薯作为蔬菜鲜贮、鲜运、鲜销、鲜食，加工产品也多限于粗制淀粉、粉丝、粉条等，不仅数量少，而且加工深度不够，经济效益不高，消化能力有限。由于马铃薯不耐贮藏，加之主产区的交通运输不方便，马铃薯的高产高效优势难以充分发挥。

2015年初，我国提出了马铃薯主粮化战略，开展了马铃薯主食产品的研发、宣传与推广活动。将马铃薯加工成适合国人消费习惯的馒头、面条、粉干、年糕等主食产品，从而实现马铃薯由蔬菜消费向主食消费、温饱消费向营养健康消费的转变。

吃饱吃好更要吃得健康，这是现代消费者的最大需求。马铃薯营养丰富全面、脂肪含量低、蛋白质品质高，有利于抑制体重，有助于清理肠道、预防消化系统病变。

优化种植结构和资源开发，是国家战略的需要。我国水土资源严重短缺，生态环境压力越来越大，而马铃薯生产节水、节地、节肥、省药效果好，可作为农业结构调整的主要替代作物。特别是在水资源短缺的西北、地下水严重超采的华北和南方冬闲田等地区，要转变发展方式，优化种植结构，把马铃薯作为主粮，扩大种植面积，推进产业开发。

马铃薯易加工、口味好、营养全，无论在快餐店还是在寻常百姓家都备受欢迎。推进马铃薯主粮化，把马铃薯加工成方便食品、半成品，能适应快节奏生活的需要，省时、好吃又营养。

（一）我国民间用新鲜马铃薯制作的主食产品

马铃薯在我国已经有400多年的栽培历史，各地人民根据不同的饮食习惯将马铃薯加工成不同形式的主食产品，如烤土豆、盐焗土豆、洋芋擦擦、炕洋芋、洋芋粑粑、铜锅洋芋焖饭、土豆饼、土豆煎饼、洋芋丝炒饭、炸洋芋、煮洋芋、锅巴土豆、土豆丸子等。

烤土豆

烤土豆（图5-1）是宁波象山、宁海一带的传统特色小吃，马铃薯的主食产品，是典型的平民食物，深受消费者喜爱。

制作方法：

● 选择块茎较小的马铃薯（30～50克），以便入味，洗净备用。

● 把小马铃薯放入高压锅中，加适量盐以及少量的大蒜、老抽、食用油，再加适量水，大火煮开后再煮5分钟左右。

● 等马铃薯煮熟后，去掉安全阀，再用小火煮，煮的时间越久皮就越皱，就越入味；一般需要30分钟以上。

● 高压锅中的水快干时，换到炒锅中收汁。

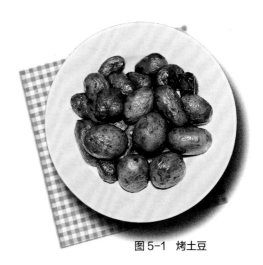

图5-1　烤土豆

盐焗土豆

盐焗土豆(图5-2)是利用盐作导热介质使马铃薯由生变熟。由于烹饪时间较短,因而能做到最大程度上保持马铃薯的口感和营养成分。盐焗土豆是一道美味的菜肴,也是一道健康营养的小零食,全国各地都能见到。

制作方法：

● 选择块头较小的马铃薯,洗净后沥干水分。

● 将粗盐平铺在锅底,然后将小马铃薯整齐的码在盐上,马铃薯不能碰到锅底。

● 再在马铃薯上加盐,直到覆盖全部马铃薯。

● 加盖,用小火烘烤马铃薯,3~5分钟后关火,隔3分钟再开火,3~5分钟后再关火,隔3分钟再开火,一般连续开关4次,整个过程历时20分钟左右。

● 关火,焖5分钟左右,马铃薯表皮发白、起皱,马铃薯香味较浓时,即可装盘。

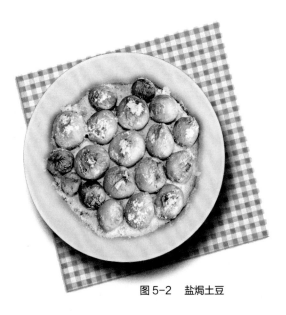

图5-2　盐焗土豆

洋芋擦擦

洋芋擦擦(图5-3)是陕北、山西西部、甘肃陇东等地区的传统面食之一。原料和制作程序简单,一年四季均可食用,属天然绿色食品。擦擦是一种用来擦马铃薯丝的工具。此菜品以马铃薯为主料,加少许面粉加工制成,深得陕北人喜爱。在某个困难时期,连年饥荒,饥饿的陕北人民盯住了这片土地上盛产的马铃薯,于是就产生了洋芋擦擦。

制作方法:

● 先把马铃薯洗净、削皮,再用带孔的擦擦将马铃薯擦成丝。

● 往马铃薯丝中打一个鸡蛋,分次加入面粉,调入盐、鸡精、花椒粉,用手抓匀。

● 进锅隔水蒸15分钟左右,至蒸熟。

● 平铺在案板上晾凉,同时准备青椒、姜末、蒜末等。

● 锅里放油烧热,放入花椒、姜末、蒜末、青椒爆香,然后放入马铃薯丝翻炒,再加少许盐、鸡精,出锅前撒点芝麻。

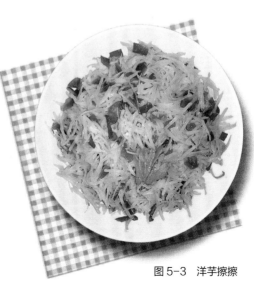

图5-3 洋芋擦擦

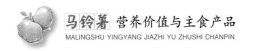
 炕洋芋

"炕"是湖北西部地区的方言，是煎、炒、焖、炸之外的一种烹饪方式，介于煎与炸之间。炕熟后，马铃薯吃在嘴里不油腻，但有一种特殊的香甜感（图5-4）。在湖北恩施地区流行的炕洋芋更是一绝，"恩施炕洋芋"已经成为当地的一张名片。

制作方法：

● 马铃薯洗净、削皮，切成小块，或整个小马铃薯用水煮熟。

● 往锅里加油，加热，放入马铃薯慢慢炕，一直到马铃薯表面呈微金黄色，马铃薯香味浓郁。

● 加上所需的调料，如盐、蒜末、孜然、黑胡椒粉、葱花、酸萝卜等，炒匀即可。

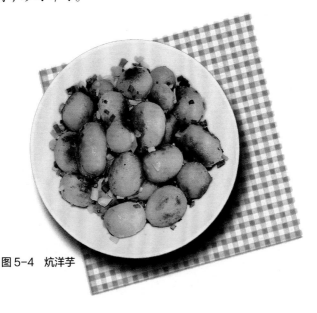

图5-4　炕洋芋

洋芋粑粑

洋芋粑粑（图5-5）是贵阳街头常见的一种汉族传统小吃。吃起来外焦里嫩，香脆可口，马铃薯的香味浓郁。

制作方法：

- 将马铃薯去皮洗干净，切成小丁备用。
- 将切好的马铃薯放锅里蒸，必须蒸得既软又烂，一般用时30分钟。
- 蒸好的马铃薯用擀面杖压成泥状。
- 在马铃薯泥中放入少许淀粉拌匀，并把马铃薯泥捏成扁平的圆形。
- 锅中放入适量油，中小火，放入捏好的圆形马铃薯泥慢慢煎。
- 煎至一面金黄后，翻面再煎，至两面金黄就可以出锅装盘。

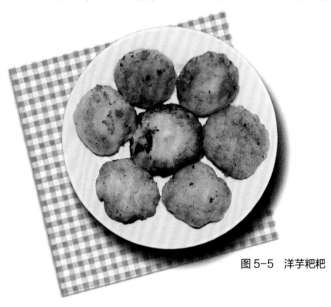

图5-5 洋芋粑粑

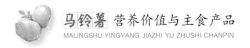

 铜锅洋芋焖饭

铜锅洋芋焖饭(图5-6)是云南很多地方的主食之一，如昆明抚仙湖、星云湖两大湖区内的江川人，就把铜锅洋芋焖饭作为主食之一。马铃薯饭醇香可口，再配一盘云南的腌菜或野菜更是开胃，即成一顿丰盛的"大餐"。用传统的铜锅焖煮，不仅保持了马铃薯饭醇香可口的风味，而且还增加了几分独有的清香，配上独特的卤菜或腌菜可让你品尝到真正的营养、健康的云南铜锅洋芋焖饭。

制作方法：

- 大米淘洗后沥干水分。
- 马铃薯削皮、洗净、切块。
- 火腿切丁、过油，蚕豆剥壳取豆瓣，香葱分切葱青和葱白两部分并切成末。
- 猪油倒入炒锅中烧热，再倒入葱白末爆香，待香味炒出后倒入火腿丁翻炒，随后再将马铃薯丁和蚕豆瓣倒入锅内炒匀，最后倒入大米，加适量盐，并翻炒均匀。
- 把炒过的米饭倒入铜锅内，加入适量清水至刚没过米饭表面。
- 盖上锅盖，小火焖30分钟左右即熟，最后将葱花拌入米饭即可。

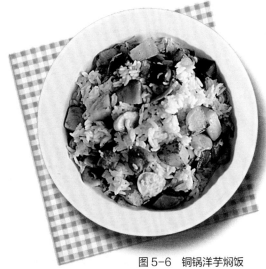
图5-6　铜锅洋芋焖饭

土豆饼

土豆饼（图5-7）是源自安徽和广东的汉族小吃，属于徽菜、粤菜系。以马铃薯、面粉等为原料制作，色泽金黄，口感酥脆，是一种美味的食品。

制作方法：

- 马铃薯洗净、去皮，直接擦成丝浸到水中，去除表面多余淀粉。
- 捞出马铃薯丝，加少许孜然、咖喱粉、盐用于入味。
- 再加入适量面粉、葱末，搅拌均匀。
- 热锅加一小勺油，摊入适量的面糊晃匀，中火加热3分钟。
- 翻面，继续加热3分钟；待两面金黄，全部熟透即可装盘。

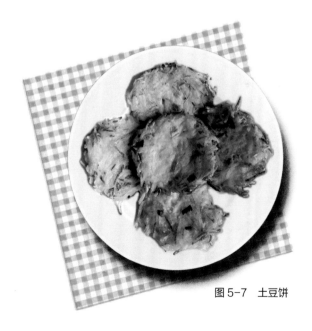

图5-7 土豆饼

土豆拨烂子

土豆拨烂子（图5-8）是山西人的美食，它用料丰富，主要有马铃薯、豆角、胡萝卜、时令野菜、肉丁等。在平遥古城的明清街上，每个饭店门口的菜牌子上都写有这道美食。

制作方法：

● 马铃薯洗净、去皮，用擦子擦成丝，放入冷水中，洗去表面多余的淀粉，然后沥干水分。

● 加入适量面粉，让每根马铃薯丝上都裹上面粉。

● 水烧开后，马铃薯丝上蒸笼蒸10分钟，待温度下降至室温后，用筷子将蒸好的马铃薯丝打散。

● 蒜薹、红辣椒和肉肠切丁，鸡蛋打散、炒熟。

● 炒锅放油，量比平时炒菜多一些，先爆香蒜薹，然后加入肉肠和红辣椒翻炒，再将蒸好的马铃薯丝放入，中火翻炒。

● 最后加入炒熟的鸡蛋，并加入适量的盐，翻炒均匀即可出锅。

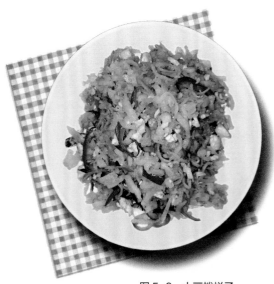

图5-8 土豆拨烂子

土豆煎饼

土豆煎饼(图5-9)是由菠菜、马铃薯制成的一道美食,烹饪简单、营养丰富。

制作方法:

● 马铃薯削皮、洗净、切块,煮熟后碾碎放入碗中;加入面粉,洗净切好的菠菜,适量的盐,发酵粉和油,做成面团后,加盖,放置30分钟发酵。

● 将面团擀成与煎锅大小相仿的面皮,厚3~5毫米。

● 平底锅倒入少量的油烧热。

● 将擀好的马铃薯泥面皮放锅中煎,煎至两面都出现略焦的金黄色即可。

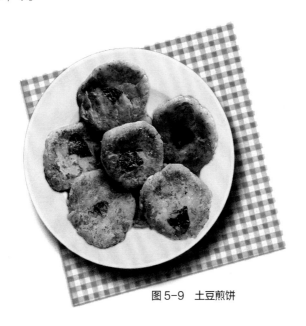

图5-9　土豆煎饼

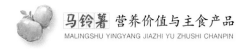

洋芋丝炒饭

洋芋丝炒饭（图5-10）是一道主食产品，主料是马铃薯、米饭，辅料是葱、姜、酱油、盐、醋。

制作方法：

● 提前蒸煮好米饭，或使用剩饭。

● 马铃薯洗净、削皮、切丝，用漏盆冲洗，去掉多余淀粉，沥干备用。

● 先将油烧至七八成热，放入葱、姜翻炒，至金黄色时，加入马铃薯丝翻炒。

● 半分钟后再加酱油、醋、盐等调料，翻炒至马铃薯丝半熟时，下米饭翻炒。

● 再次加少许盐，使米饭入味，炒匀即可出锅。

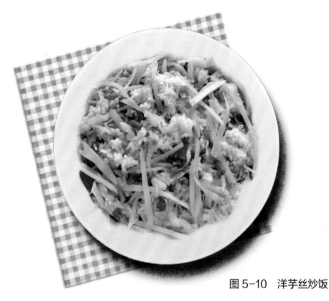

图5-10 洋芋丝炒饭

炸洋芋

炸洋芋（图5-11）是西南地区流行的一种小吃，老少皆爱。其中以云南曲靖的炸洋芋最具特色，有马铃薯清香，味道香辣爽口。

制作方法：

- 马铃薯洗净、去皮，用刀切成多边形（如菱形、锥形）块状；香菜洗净，切短条；小葱去须根，洗净，切成小颗粒状。
- 切块的马铃薯用清水冲去表面多余淀粉，再沥干水分；白芝麻、孜然炒香后，压成细粒状。
- 炒锅内放油，待油烧至六成热时，放入沥干水分的马铃薯块。
- 将炸至金黄色的马铃薯块捞入小盆中，撒入小葱粒和香菜，再撒入炒香的白芝麻、孜然粉，搅拌均匀即可。

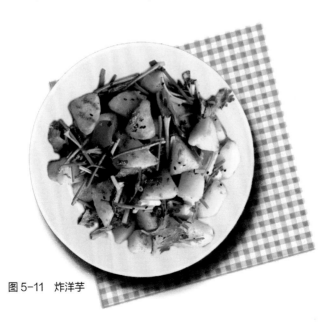

图5-11 炸洋芋

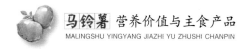

 煮洋芋

　　煮洋芋（图5-12）是西北地区（陕西、甘肃、宁夏、青海、新疆等）常见的一种马铃薯吃法，可蘸盐吃，或与酸菜、咸韭菜同吃，口味极佳。

制作方法：

● 马铃薯用清水洗干净，在铁锅内将其垒成锥形，倒两大碗水。

● 盖锅，上灶火蒸煮，先大火煮至水干，后熄火闷30分钟。

● 开锅后，去皮即可食用。

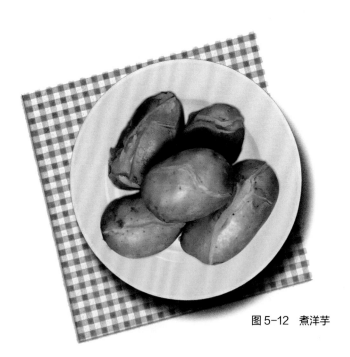

图5-12　煮洋芋

锅巴土豆

锅巴土豆(图5-13)是四川各地都非常流行的街头小吃,做法简单,味道鲜美。如选用淀粉含量较高的马铃薯品种,做出来的锅巴土豆外脆里软,口感更好。

制作方法:

● 马铃薯洗净、去皮、切块,入蒸锅蒸熟;辣椒用剪刀剪成碎粒。

● 炒锅中放油,烧至六成热,放入马铃薯用小火煸炒,一直炒到外皮变得焦黄、香脆。

● 马铃薯炒熟后,倒出锅中多余的油。

● 加入适量的盐、鸡精等调料,炒匀后即可出锅装盘,在表面撒上葱花、香菜与辣椒粒即可。

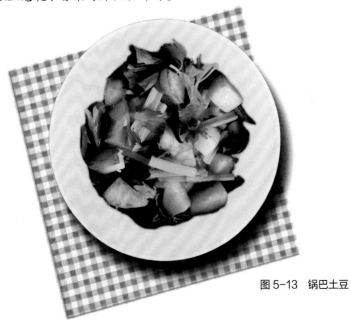

图5-13　锅巴土豆

土豆丸子

土豆丸子(图5-14)是山西、陕西、甘肃等地区常见的一种马铃薯风味小吃,外脆里软,做法简单。

制作方法:

- 马铃薯洗净,煮熟后去皮,并捣成泥状。
- 五花肉或火腿、生姜、葱头、香菇、笋片剁碎。
- 在马铃薯泥中加入上述配料以及适量的淀粉、味精、盐,搅拌均匀。
- 锅中加适量油并烧热,用汤匙把拌好的马铃薯泥舀出来,并用手搓成丸子形状,丸子外面蘸点干淀粉以防止粘连,然后下锅炸到外表金黄色就可以捞起装盘。

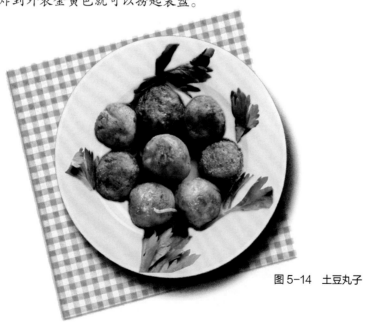

图5-14 土豆丸子

土豆火腿早餐饼

土豆火腿早餐饼（图5-15）风味独特，营养丰富，香甜软糯，再配上一杯豆浆或牛奶，就是一顿不错的早餐。

制作方法：

- 胡萝卜、香芹和火腿切成小粒。
- 马铃薯去皮、洗净、切片，放锅里面蒸熟，去皮后压成马铃薯泥。
- 把胡萝卜、香芹和火腿粒放入马铃薯泥中，搅拌均匀。
- 再加入适量面粉和盐，和成比较软的马铃薯泥面团。
- 用手取鸡蛋大小的马铃薯泥面团捏成扁平的圆形。
- 锅中放少许食用油，油热后放入马铃薯饼，小火慢煎，不时翻面，煎至两面金黄即可出锅装盘。

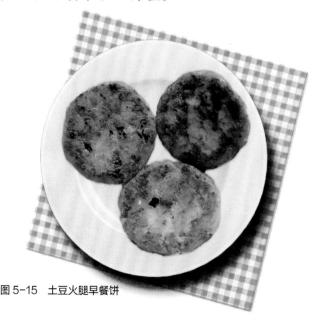

图5-15　土豆火腿早餐饼

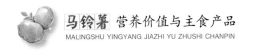

 炸薯条

炸薯条(图5-16)原料简单，制作方便，薯香松脆，又有异国风味，入口酥脆，回味无穷。

制作方法：

● 将马铃薯去皮、洗净，切成长条状，浸入水中备用。

● 将切好的马铃薯条放入沸水中煮2～3分钟，捞出，沥干水分，然后放入冰箱中冷冻，冻硬后随吃随炸。

● 锅中放入适量油，待油烧至六成热时放入冻好的薯条，炸至金黄色即可捞出，并沥干油分。吃的时候撒少许盐，或蘸番茄酱均可。

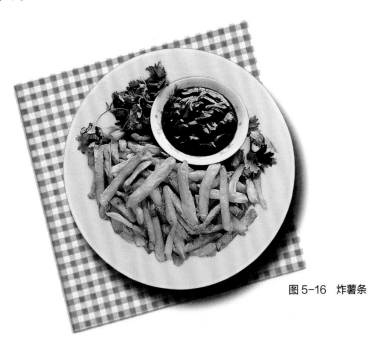

图5-16 炸薯条

鸡蛋土豆丝饼

鸡蛋土豆丝饼(图5-17)营养丰富,外焦内酥,松脆可口。

制作方法:

● 马铃薯洗净、去皮、擦成细丝,用清水冲掉表面多余淀粉,沥干;再打入鸡蛋,调入白胡椒粉和盐,搅匀。

● 和入面粉,搅拌均匀,再加入少许水,调成面糊。

● 平底锅中抹一层油,开小火,倒入面糊,使面糊平摊在锅中。

● 盖上锅盖,表面凝固时再翻面,煎至双面金黄即可。

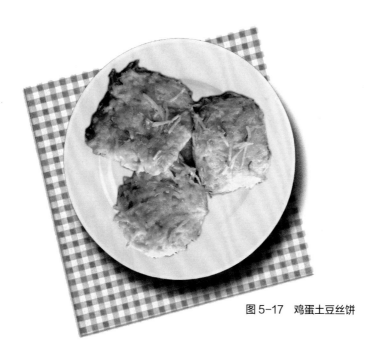

图5-17 鸡蛋土豆丝饼

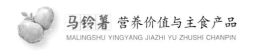

 土豆泥

土豆泥（图5-18）原料简单，制作方便，口感香滑软糯，更符合小孩子的喜好与口味。

制作方法：

● 马铃薯洗净、削皮，放入水里煮半小时左右，放少许盐。

● 捞出马铃薯，沥干，放入一个大碗中，用合适的工具把马铃薯搅成泥状。

● 加入适量的牛奶、黄油或者奶酪等，再继续搅拌，直至搅拌均匀。

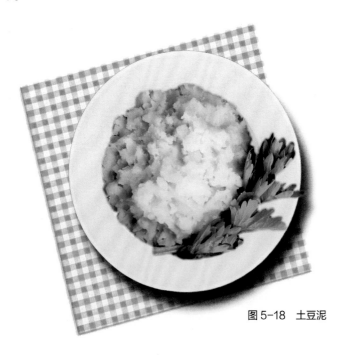

图5-18　土豆泥

（二）我国民间用新鲜马铃薯制作的菜肴

马铃薯既营养又美味，最重要的是，它是很多食材的最佳拍档，中餐、西餐都有它的身影。马铃薯作为菜肴，做法很多，如煮、蒸、炒、烧、炸、煎、炸、焖、炖、烤、烩、熘、煸、炝、焗等。

拔丝土豆

此菜品（图5-19）是一道色香味俱全的特色菜，属于鲁菜系，外脆内软，香甜可口，但须趁热吃，否则会变硬。

原料：马铃薯、食用油、白糖等。

制作方法：

● 马铃薯去皮，切成大块，入油锅炸至表面呈金黄色，出锅备用。

● 锅内留少许油，加热，放入白糖，不停搅拌，待糖熬成糖稀，倒入炸好的马铃薯，不停翻炒，直到马铃薯全部都蘸上糖稀，立即出锅。

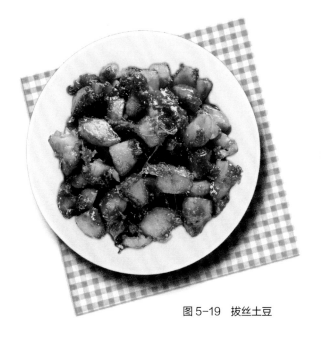

图5-19　拔丝土豆

土豆烧牛肉

此菜品（图5-20）是我国东北地区居民餐桌上的常见菜，是一道民间菜肴。色泽红润，营养丰富，口感咸香，并且秋、冬两季食用最佳。

原料：牛肉、马铃薯、洋葱、香菜梗、食用油、酱油、料酒、花椒、糖、八角、桂皮、香叶、草果、葱、姜等。

制作方法：

● 将牛肉切成1.5厘米左右的方块；马铃薯洗净、削皮，切成2厘米左右的方块；洋葱切小块。

● 将牛肉、花椒粒放入锅内，加水至没过牛肉，开大火，水开后加入料酒，煮出浮沫后将牛肉捞出。

● 锅内放油，大火烧至七成热，加入马铃薯，将马铃薯煎至两面金黄色。

● 将煎好的马铃薯拨到锅的一侧，用锅中剩余的油将洋葱和香菜梗煸香。

● 砂锅内加水，放入牛肉再煮开，加入葱、姜、料酒、酱油、盐、糖、八角、桂皮、香叶、草果，转中小火焖45分钟，再加入马铃薯、洋葱和香菜梗，炖至马铃薯熟烂即可。

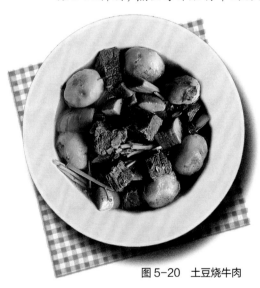

图5-20 土豆烧牛肉

土豆炖排骨

此菜品(图5-21)以马铃薯和排骨为主要食材，是一道家常菜。味道浓香，补肾养血，滋阴润燥，营养丰富。

原料：排骨、马铃薯、香菜叶、食用油、盐、酱油、冰糖、香葱、姜、蒜、八角、桂皮、干红辣椒、料酒等。

制作方法：

● 排骨洗干净之后，再用淘米水添加少量料酒浸泡20分钟，以除去血污，然后用清水再次冲洗，沥干水分；马铃薯洗净、去皮。

● 平底锅加热，加入薄薄一层食用油，放入排骨，煎至两面微黄时取出。

● 利用锅内的余油煸香香葱、香菜叶、姜、蒜、干红辣椒、八角、桂皮，然后加冰糖翻炒，再加入煎好的排骨和马铃薯，用大火翻炒。

● 加入料酒、酱油翻炒上色，添加热水至没过食材，大火烧开，撇净浮沫，转中火慢炖至排骨和土豆基本熟透。

● 添加盐调味，继续小火炖至排骨和马铃薯软烂，大火收汁即可。

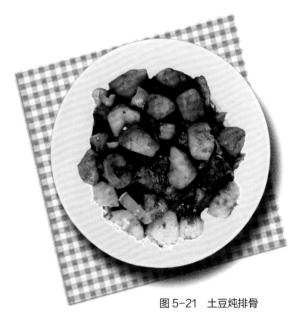

图5-21 土豆炖排骨

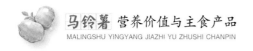
 酸辣土豆丝

此菜品（图5-22）是一道色香味俱全的传统菜式，是老百姓餐桌上最常见的家常菜。制作简单，色泽光亮，酸辣可口。

原料：马铃薯、食用油、青椒、红椒、花椒、蒜瓣、白醋、盐等。

制作方法：

● 马铃薯洗净、去皮、切细丝，过冷水洗去表面淀粉；青、红椒切丝，蒜瓣切粒。

● 炒锅置火上加食用油，待油温热时，放入花椒，炸出香味，再放入青、红椒丝和蒜粒煸香。

● 倒入马铃薯丝，掂锅翻炒几下，加白醋、盐，再快速翻炒几下，使盐味更匀，菜熟后装盘即可。

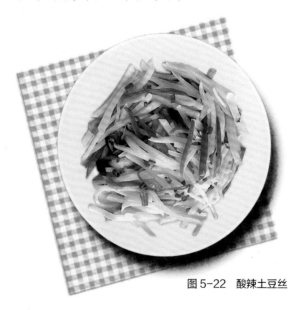

图5-22　酸辣土豆丝

番茄土豆牛肉汤

此菜品（图5-23）是一道家常菜，以马铃薯、牛肉为主要食材，番茄为辅助食材烹饪而成。荤素搭配，做法简单，营养丰富，口感酸爽。

原料：牛肉、番茄、马铃薯、生粉、酱油、食用油、白糖、盐、姜蓉等。

制作方法：

● 牛肉洗净，切成薄片，加入生粉、酱油、食用油和姜蓉拌匀，腌制15分钟，备用。

● 番茄洗净、去蒂，切成瓣状；马铃薯洗净、去皮，切成条状，浸入清水中，备用。

● 锅烧热，加入食用油，倒入番茄块，以大火快炒，炒至番茄稍软。

● 往锅内加入清水，倒入马铃薯，炒匀，加盖，大火煮沸后，转中小火炖20分钟，至番茄完全软化。

● 倒入腌好的牛肉，搅匀，加入白糖和盐调味，煮至牛肉变色，即可出锅。

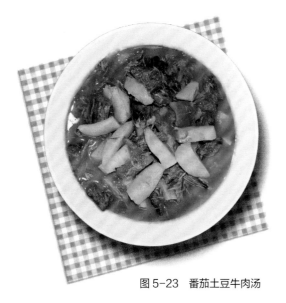

图5-23　番茄土豆牛肉汤

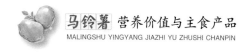

 土豆炖豆腐

土豆炖豆腐（图5-24）是一道简单、易做的家常菜。

原料：马铃薯、豆腐、大酱、葱、姜、蒜、香菜、酱油、糖、食用油、味精等。

制作方法：

● 马铃薯去皮、洗净、切条；豆腐切片；葱、姜、蒜、香菜切细末。

● 锅里放油，把葱、姜煸香，加少许酱油调味，再将马铃薯条放到锅内翻炒5分钟左右。

● 加水没过马铃薯，大火将马铃薯炖至六七分熟的时候放入豆腐。

● 改小火炖，放两勺大酱，快煮熟的时候放少许糖，调鲜。

● 熟透后关火，闷3～5分钟，让酱香和豆腐香更入味。

● 放味精，起锅装盘，加香菜末。

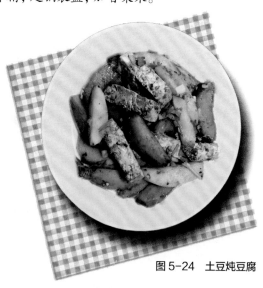

图5-24 土豆炖豆腐

凉拌土豆丝

凉拌土豆丝（图5-25）做法简单，口感酸脆，色泽鲜艳。

原料：马铃薯、大蒜、香葱、红彩椒、醋、生抽、盐、蒜、鸡精、香油、花椒油等。

制作方法：

- 马铃薯去皮，切成细丝；香葱、大蒜、红彩椒洗净。
- 切好的马铃薯丝用水冲洗，去掉表面淀粉。
- 红彩椒切丝，大蒜、香葱切末，备用。
- 锅内加水烧开，马铃薯丝下锅，略焯后捞出，浸入凉水中。
- 捞出马铃薯丝，沥干水分，然后放入红彩椒丝、蒜末、香葱末，加入香油、生抽、醋、盐、鸡精、花椒油，搅拌均匀即可。

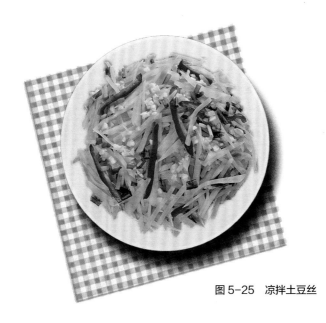

图5-25　凉拌土豆丝

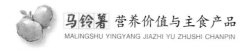

沈阳小土豆

沈阳小土豆（图5-26）是一道美味的菜肴，烹饪简单，营养丰富。

原料：小马铃薯、五花肉、辣椒、香菜、生抽、老抽、八角、姜片、花椒粉、葱段、白糖、食用油等。

制作方法：

● 小马铃薯放在水中浸泡15分钟，洗净；五花肉切成2厘米左右的方块；辣椒、香菜洗净。

● 锅中放油，油烧热后加入八角，转小火炸出香味，加入姜片与葱段，再翻炒。

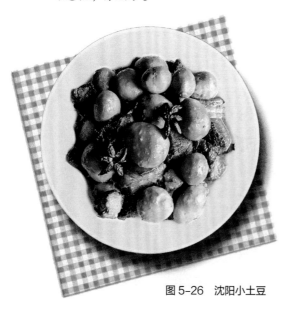

● 待飘出香味后，加入五花肉翻炒，至五花肉表面微微变焦。

● 加入花椒粉、白糖提鲜，再加入老抽与生抽翻炒片刻；然后加入小马铃薯和适量清水，大火烧开后，转小火煮40分钟左右。

● 汤汁变浓后，加入辣椒，撒入香菜，继续焖20分钟即可。

图5-26　沈阳小土豆

新疆大盘鸡

新疆大盘鸡（图5-27）又名沙湾大盘鸡，是新疆名菜，起源于20世纪80年代后期，主要用料为鸡肉和马铃薯。爽滑麻辣的鸡肉和软糯甜润的马铃薯，辣中有香、粗中带细，是餐桌上的佳品。

原料：鸡块、马铃薯、蘑菇、青辣椒、红辣椒、葱、姜、蒜、花椒、酱油、砂糖、盐、料油、食用油、干辣椒等。

制作方法：

● 青、红辣椒洗净，切块；葱、姜、蒜切末；蘑菇切片；马铃薯切块，过水洗去表面淀粉。

● 锅内加油，炸香花椒。

● 加入葱、姜、蒜末煸出香味，放入鸡块和干辣椒，翻炒几分钟，再加入酱油、水、砂糖、盐、料酒和蘑菇，焖15分钟。

● 加入马铃薯，继续小火焖，至马铃薯熟为止。

● 加入青辣椒、红辣椒，翻炒一下就可出锅装盘。

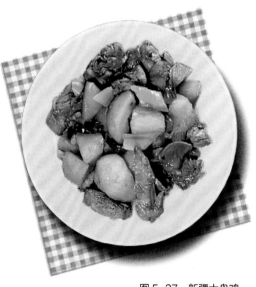

图5-27 新疆大盘鸡

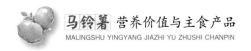

干煸黄金土豆丝

原料：马铃薯、花椒、盐、干辣椒、香醋、蒜、姜、香油、食用油等。

制作方法：

● 马铃薯切细丝，用水洗掉马铃薯丝表面的淀粉；姜、蒜切末；干辣椒切丝。

● 锅里放入食用油，烧至五成熟，放入马铃薯丝，炸至金黄，捞出备用。

● 锅里留余油，烧至七成熟，放入花椒以及切好的姜、蒜、干辣椒，翻炒片刻后，放入炸好的马铃薯丝，加入适量的盐、香醋，翻炒片刻后出锅装盘，淋上香油即可（图5-28）。

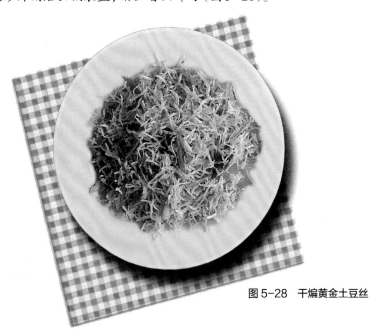

图5-28 干煸黄金土豆丝

腊香干锅土豆片

原料：马铃薯、腊肉、尖椒、香葱、大蒜、生抽等。

制作方法：

- 马铃薯切成薄片，过清水洗去表面淀粉，再沥干水分。
- 腊肉洗净，放蒸锅里蒸熟，冷却后切片，备用。
- 大蒜切片，尖椒切段。
- 锅中加油，将马铃薯片煎至两面金黄，盛出备用。
- 另起油锅，爆炒大蒜和腊肉；加入煎好的马铃薯片、少许生抽翻炒。
- 加入尖椒，翻炒均匀，出锅装盘，撒上香葱即可（图5-29）。

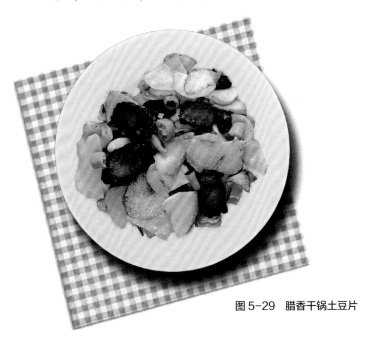

图5-29　腊香干锅土豆片

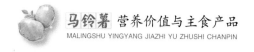

干锅土豆虾

原料：虾、马铃薯、盐、蒜、酱油、葱、红辣椒末、香菜等。

制作方法：

- 虾洗净后去虾线、虾须；香菜切段；蒜和葱切末。
- 马铃薯洗净、去皮，切小块。
- 锅中烧热油，待油温六成热时放入虾翻炒；当虾煎至微焦时，将虾盛出备用。
- 锅中留虾油，将马铃薯放入，不断翻炒，直至马铃薯变软。
- 倒入煎好的虾，放少许酱油、盐、蒜末、葱末、红辣椒末，再放点香菜段，翻炒均匀，起锅装盘即可（图5-30）。

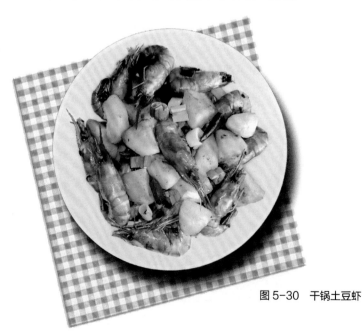

图5-30　干锅土豆虾

咖喱土豆

原料：马铃薯、洋葱、胡萝卜、糖、盐、咖喱粉、食用油等。

制作方法：

● 马铃薯切块，过水洗去淀粉；胡萝卜切丁，洋葱切丝。

● 锅洗净放油，油热后放入切好的马铃薯、胡萝卜、洋葱，翻炒后加水，大火煮10分钟左右至洋葱软化。

● 加咖喱粉、盐、糖，转小火煮5分钟，起锅装盘即可（图5-31）。

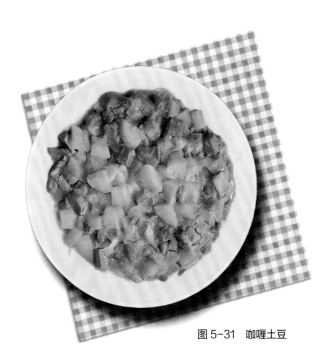

图5-31 咖喱土豆

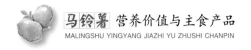
 ## 辣白菜五花肉土豆片

原料：马铃薯、五花肉、辣白菜、葱花、酱油、料酒、糖、鸡精、胡椒粉等。

制作方法：

● 辣白菜、五花肉、马铃薯切片（不要太薄）。

● 锅里放油，烧热，放入马铃薯片过油炸一下，不必炸透，捞出备用。

● 锅底留油，放入葱花爆香，放入肉片爆炒，加入少许酱油、料酒、糖，炒至肉变色。

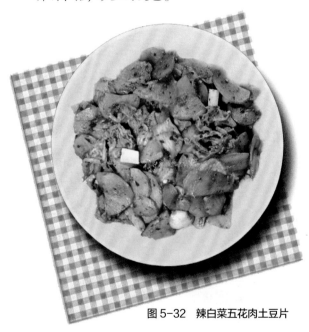

● 放入马铃薯片、辣白菜、少量鸡精、胡椒粉充分翻炒，让肉、马铃薯片都沾上辣白菜的味道。

● 放少量水，小火焖一会儿。

● 最后用大火收汁，出锅装盘（图5-32）。

图5-32　辣白菜五花肉土豆片

茄子炖土豆

原料：长条茄子、土豆、大蒜、五花肉、葱花、盐、鸡精、醋、酱油、香菜等。

制作方法：

● 马铃薯去皮、洗净，切成片；茄子洗净、去蒂，切块；五花肉切片。

● 炒锅内加油，油热后放入葱花爆香，然后倒入肉片翻炒几下，放适量盐和酱油；

● 将土豆和茄子同时下锅，翻炒，在炒的过程中加盐、鸡精、醋，继续翻炒到茄子都沾上油，土豆颜色加深，加入清水，水量控制在菜的3/4位置；

● 盖上锅盖焖一会儿，出锅前加入准备好的大蒜、香菜，装盘（图5-33）。

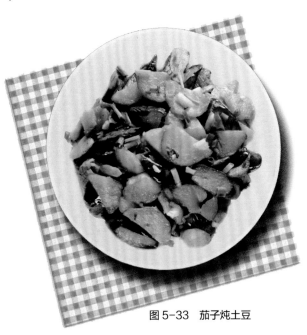

图5-33 茄子炖土豆

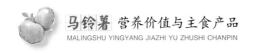

 土豆烧平菇

原料：马铃薯、平菇、胡萝卜、番茄、生抽、盐等。

制作方法：

● 马铃薯和胡萝卜去皮，切成滚刀块；番茄用开水烫一下，剥皮，切小块；平菇洗净，掰成小块。

● 油烧热后，加入番茄和适量盐翻炒，等番茄软化后再放入马铃薯、平菇、胡萝卜，翻炒。

● 放适量生抽，翻炒均匀，再加水没过菜，水烧开后，调至中火，煮到马铃薯绵软即可（图5-34）。

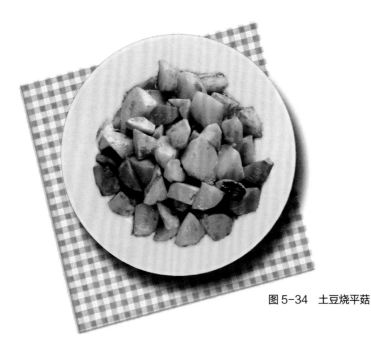

图5-34　土豆烧平菇

（三）马铃薯全粉

鲜马铃薯水分含量较高，不易长期储存，特别是储存过程中极易发芽而影响其营养和食用价值。因此，将新鲜马铃薯脱水制成马铃薯全粉，不仅能最大程度保留马铃薯固有的各种营养成分，也可以保持马铃薯天然的风味。而目前，传统的马铃薯淀粉制品仅保留了淀粉，丧失了马铃薯独有的风味和其他营养价值。因此，制成马铃薯全粉是保留马铃薯营养的最好方法。

马铃薯全粉具有高营养、方便食用、易于储存等优点。据报道，马铃薯全粉可以在常温、常湿下储存15～20年不变质。而同样条件下，大米储存时间为1年，玉米为1～2年，小麦为3年。因此，许多国家将马铃薯全粉列为战略储备粮。

马铃薯全粉是马铃薯块茎加工产品的一个大类。将新鲜马铃薯用流动水冲洗干净，放入锅中以蒸气去掉外皮，切成片，以清水漂洗表面淀粉，入锅蒸至熟烂，捞起，进行人工脱水或机械脱水后，粉碎、过筛，送入烘干机中烘干或晒干，包装后即为全粉制品。由于脱水后的干燥工艺不同，马铃薯全粉的性能及用途等也有比较大的差异，分为马铃薯颗粒全粉和雪花全粉。

1.马铃薯颗粒全粉

用热气流干燥工艺方式生产的马铃薯全粉，成品主要是以马铃薯块茎单体细胞颗粒或数个细胞的

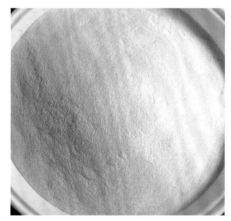

图5-35　马铃薯颗粒全粉

聚合体形态存在的粉末状，其形状是在工艺过程中，特别是在回填拌粉制粒、干燥等阶段逐步形成的，因此将其称为马铃薯颗粒全粉，简称"颗粒粉"（图5-35）。马铃薯颗粒全粉生产的最大优点是保持了薯体细胞的完整性，采用了气流/流化床干燥和大量回填的工艺路线，使薯块在筛分过程中自然碎裂为粉状。因此马铃薯颗粒全粉细胞破裂少，黏度较低，具备新鲜马铃薯所具有的良好风味，所以近几年发展很快。

2. 马铃薯雪花全粉

马铃薯雪花全粉（图5-36）与马铃薯颗粒全粉生产工艺在蒸煮、制泥工序之前基本相同，不同的是，马铃薯雪花全粉以滚筒干燥工艺方式生产，成品呈大小不规则的片屑状，因其外观像雪花，所以称为马铃薯雪花全粉，简称"雪花粉"。在雪花粉生产过程中，蒸煮、制泥工序仍可能引起一定数量的细胞破裂，造成少量水溶性成分的流失，最终产品也含一定比例的游离淀粉，所以在后续加工

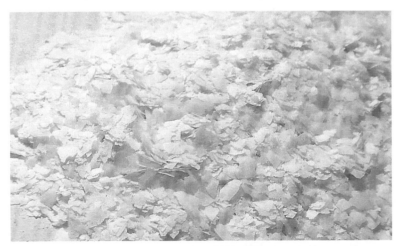

图5-36　马铃薯雪花全粉

中表现出黏度较大的特性。但由于其工艺流程较短，能耗低，也赢得了广大市场。

以马铃薯全粉为原料，经科学配方，添加相应营养成分，可制成营养全、多品种、多风味的方便食品，如早餐粥、肉卷、饼干、牛奶土豆粉、肉饼、丸子、饺子、酥脆魔术片等，也可以将全粉作为"添加剂"制成冷饮食品、方便食品、膨化食品及适合特殊人群（高血脂、糖尿病患者，老年人、妇女、儿童等）食用的多种营养食品、休闲食品等。

（四）新研发的添加马铃薯全粉的主食产品

2015年6月1日，马铃薯全粉占比30%的第一代马铃薯馒头在北京成功上市，并在北京200多家超市销售，这标志着马铃薯馒头已成为居民餐桌上的一员。随后武汉、成都、杭州等地陆续开发了马铃薯面条、马铃薯面包、马铃薯米粉、马铃薯年糕、马铃薯复配米、马铃薯饼干、马铃薯蛋糕、马铃薯油条等系列产品，并在市场上推广，加速推进了马铃薯主食化进程。

1. 马铃薯馒头

馒头，又称之为馍或馍馍，我国传统特色面食之一，北方人首选的主食之一，是用面粉发酵蒸成的食品，形圆而隆起。馒头制作简单，携带方便，味道松软可口，营养丰富，易于消化吸收。

中国农业科学院农产品加工研究所历时2年，经过数十次试验，制作了12000多个馒头样品后，终于研制出我国第一代添加30%马铃薯全粉的马铃薯馒头。

马铃薯馒头（图5-37）以优质马铃薯全粉和小麦粉为主要原料，采用新型降粘技术，优化搅拌、发酵工艺，使产品由外及里再由里及外的醒发等独创工艺和1FWP等多项专利技术蒸制而成。马铃薯馒头具有马铃薯特有的风味，同时保存了小麦原有的麦香风味，芳香浓郁，口感松软。同时，马铃薯馒头富含蛋白质，必需氨基酸含量丰富，可与牛奶、鸡蛋中的蛋白质相媲美，更符合WHO/FAO的氨基酸推荐模式，易于消化吸收。此外，马铃薯馒头中的维生素、膳食纤维和矿物质（钾、磷、钙等）含量丰富，营养均衡，抗氧化活性物质含量高于普通小麦馒头，男女老少皆宜，是一种营养保健的新型主食。

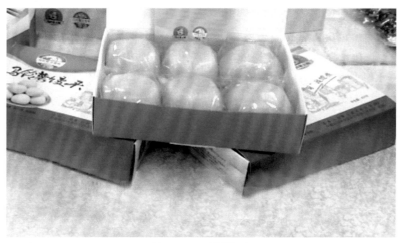

图5-37　马铃薯馒头

2.马铃薯面条

面条起源于我国，已有4000多年的食用历史。"北方面条，南方米饭"概括了我国的地方主食特色。面条是面粉（谷物、豆类、薯类等加工而成）加水搅拌成面团，然后压、擀或抻成片，再使用切、压、搓、拉或捏等工序，制成条状（窄、宽、扁、圆等），最后经煮、炒、烩、炸而成的一种食品。面条是一种制作简单、食用方便、营养丰富的健康保健食品，既可作主食也可作快餐，早已为世界人民所接受与喜爱。

马铃薯面条（图5-38）以优质马铃薯全粉和小麦粉为主要原料，通过配方工艺革新、核心装备创制，采用3WSFQ等多项专利和独创工艺，成功突破了马铃薯面条产品中存在的成型难、易断条、不耐煮、易浑汤等技术难题，所制得的马铃薯面条口感筋道、爽滑，风味独特。同时，富含维生素C、B族维生素、膳食纤维及钙、锌等矿物质，脂肪含量低，含有18种氨基酸，包括人体不能合成的各种必需氨基酸，氨基酸组成合理，营养丰富，全面均衡。马铃薯面条可蒸可煮，食用便利，是理想、时尚的主食选择。

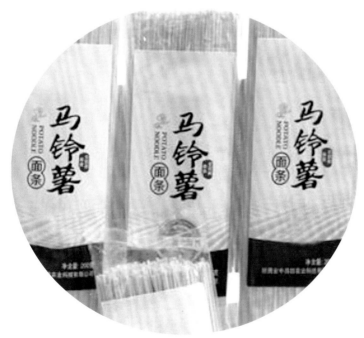

图5-38　马铃薯面条

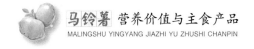

3. 马铃薯面包

面包，是一种用五谷（一般是麦类）磨粉制作并烘焙而成的食品。以小麦粉为主要原料，酵母、鸡蛋、油脂、糖、盐等为辅料，加水调制成面团，经过发酵、分割、成形、醒发、焙烤、冷却等过程加工而成。

马铃薯面包（图5-39）以优质马铃薯全粉和小麦粉为主要原料，采用新型降粘技术、2LFQT等多项专利、创新工艺及3D环绕立体加热焙烤而成。马铃薯面包风味独特，集马铃薯特有风味与纯正的麦香风味为一体，鲜美可口，软硬适中。马铃薯面包富含蛋白质，必需氨基酸含量丰富，更符合WHO/FAO的氨基酸推荐模式，易于消化吸收；维生素C、维生素A、膳食纤维和矿物质（钾、磷、钙等）含量丰富，营养均衡，抗氧化活性物质高于普通小麦面包，是一种新型的营养健康主食。

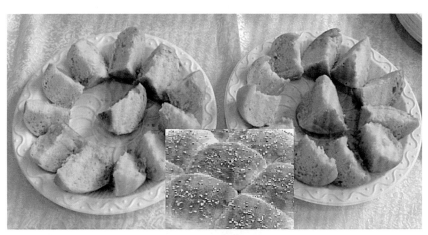

图5-39　马铃薯面包

4. 马铃薯米粉

米粉，是我国特色小吃，也是我国南方地区非常流行的主食之一。米粉是以大米为原料，经浸泡、蒸煮和压条等工序制成的条状、丝状米制品，而不是词义上理解的以大米为原料研磨制成的粉状物料。米粉质地柔韧，富有弹性，水煮不糊汤，干炒不易断，配以各种菜码或汤料进行汤煮或干炒，爽滑入味，深受广大消费者的喜爱。

马铃薯米粉（图5-40）以优质马铃薯全粉和早籼米为主要原

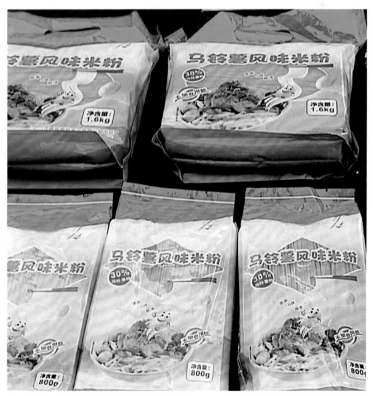

图5-40　马铃薯米粉

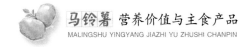
料，通过配方创新、工艺革新等多项专利技术，无需添加剂，突破了马铃薯米粉产品中存在的易断条、易粘连、难松丝、易浑汤等技术难题。马铃薯米粉富含维生素C、B族维生素、膳食纤维及钙、锌等矿物质，脂肪含量低，氨基酸组成合理，营养丰富，全面均衡。马铃薯米粉可蒸可煮可炒，食用便利，口感筋道、爽滑，是餐桌上一道崭新的健康主食。

5. 马铃薯复配米

马铃薯复配米（图5-41）是以优质马铃薯全粉和稻米为主要原料，经混料、挤压、造粒、干燥等工艺，加工成具有米粒形状的马铃薯主食产品。马铃薯复配米富含维生素C、B族维生素、膳食纤维及钙、锌等矿物质，脂肪含量低，氨基酸组成合理，营养丰富，

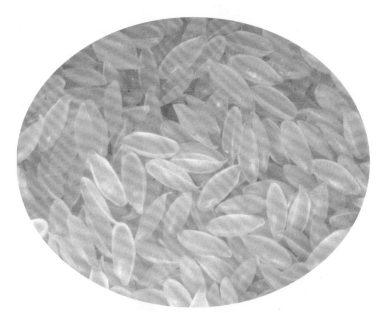

图5-41　马铃薯复配米

全面均衡。

马铃薯复配米外形光滑美观，可蒸可煮可炒，食用便利，口感细腻富有弹性，具有易煮和耐煮的特性，可与大米及其他谷物等一起煮粥，焖饭可以同时煮熟，是一种营养品质高的复配米，适合不同人群食用。

6. 马铃薯饼干

饼干，是以面粉为主要原料烤制而成的片状西式点心，就是"烤过两次的面包"。饼干断面结构呈现多孔状组织，松脆可口，味道鲜美，营养丰富。

马铃薯饼干（图5-42）以马铃薯全粉、精制小麦粉为主要原

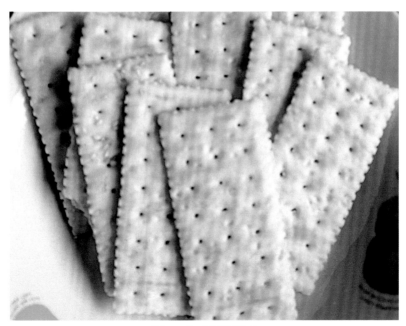

图5-42　马铃薯饼干

料，添加鸡蛋、黄油、白砂糖等辅料，经过先进冷冻及焙烤工艺精制而成。马铃薯饼干口感酥脆，薯香浓郁，回味无穷。与传统饼干相比，马铃薯饼干的氨基酸组成更符合WHO/FAO的推荐模式，维生素、膳食纤维和矿物质（钾、磷、钙等）含量更加丰富。此外，马铃薯饼干的抗氧化活性物质含量也高于传统饼干。在饼干中添加一定量的马铃薯全粉，不但可以提升饼干的营养价值，还可以改善产品的风味，一上市就受到消费者的青睐。

7.马铃薯馕

馕是一种烤制的面饼，是维吾尔族、哈萨克族等民族的主食之一，是一种美味的食物。馕在新疆的历史悠久，外皮为金黄色，古代称为"胡饼""炉饼"。馕是一种圆形面饼，以面粉或玉米粉发酵，揉成面坯，再在特制的火坑（俗称"馕坑"）中烤熟。馕表面光滑，颜色焦黄，油亮光泽，味道鲜美。

马铃薯馕（图5-43）是以优质马铃薯全粉和面粉为主要原料，

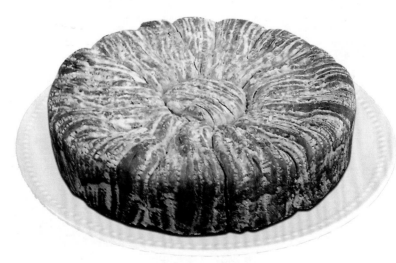

图5-43　马铃薯馕

经发酵、烘烤而成的一种饼形食品。

8. 马铃薯蛋糕

蛋糕是一种古老的西式糕点,以鸡蛋、白糖、小麦粉为主要原料,经过搅拌、调制、烘烤后制成的一种像海绵的点心。在生日、婚礼等重要时刻,吃蛋糕是甜蜜、快乐、幸福的象征。

马铃薯蛋糕(图5-44)是以优质马铃薯全粉、高筋面粉、鸡蛋、牛奶、黄油为主要原料,经搅拌、成型、烘烤而成的一种圆形面食。马铃薯蛋糕外形漂亮,营养齐全,口感甜美,是一种高档主食,更是一种送礼佳品。

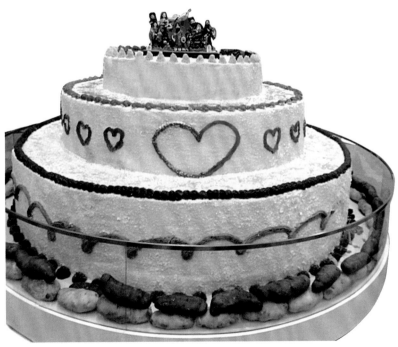

图5-44 马铃薯蛋糕

9.马铃薯麻花

麻花是我国特色小吃,把两三股条状的面拧在一起用油炸制而成。麻花富含蛋白质、氨基酸、多种维生素和微量元素。麻花热量适中,脂肪含量低,既可休闲品味,又可佐酒伴茶,是理想的休闲小食品。在东北地区,立夏时节有吃麻花的古老习俗。其中以天津麻花最为出名。

马铃薯麻花(图5-45)是以优质马铃薯全粉、面粉、花生油为主要原料,经搅拌、揉面、醒发、成型、油炸而成。酥脆可口,色香味诱人,作主食、零食、礼品皆可。

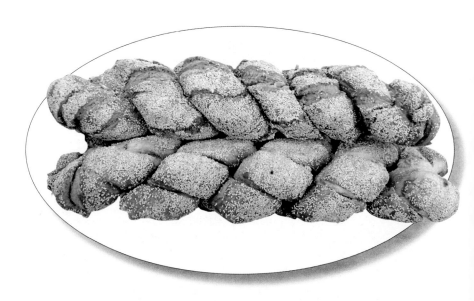

图5-45　马铃薯麻花

10. 马铃薯油条

油条，长条形中空的油炸食品，口感松脆有韧劲，是我国传统的早点之一。早在南北朝时期，北魏农学家贾思勰在《齐民要术》中记录："细环饼，一名寒具，翠美。"

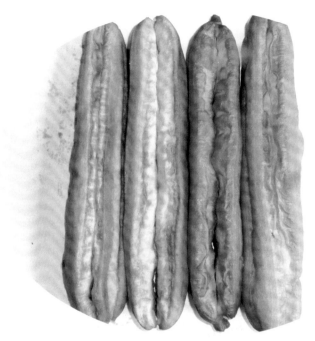

图5-46　马铃薯油条

马铃薯油条（图5-46）以优质马铃薯全粉和小麦粉为主要原料，通过配方工艺创新，采用先进的发酵与油炸技术，无需添加明矾等化学添加剂，即可制得松脆可口、色泽金黄、香味浓郁的马铃薯无矾油条。马铃薯无矾油条富含维生素C、B族维生素、膳食纤维及钙、锌等矿物质，氨基酸组成合理，营养全面、丰富、均衡。

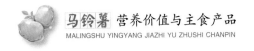

（五）供家庭用的马铃薯全粉小食品制作方法

 马铃薯椒盐饼

● 将全粉和水按1∶4比例搅匀，静置2分钟，放入面粉，揉成面团，搓成条状，切成25克左右重的面坯，压成圆形面皮，包入肉馅，擀成圆形面饼坯。

● 将面饼坯蘸上蛋黄，滚上面包屑，备用。

● 炒锅置旺火上，加入色拉油烧至五成热，放入薯饼炸至起软壳、淡黄色时，捞出，待油温烧至七成热，再放入薯饼并炸至金黄色。

● 捞出，沥干油分，装盘，撒上花椒盐即可食用（图5-47）。

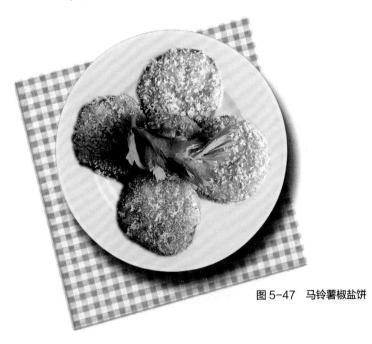

图5-47 马铃薯椒盐饼

炸土豆饼

● 将全粉和水按1:4比例搅匀，静置2分钟，加入面粉、鸡蛋，搅匀。

● 对肉馅进行二次加工，剁得越碎越好，放入汤盆。

● 将薯泥、胡萝卜泥、细肉馅、黄油、香菜叶、豆蔻粉、白胡椒粉和盐混在一起，并充分拌匀。

● 将鸡蛋打散备用，再用大火加热油锅，同时将拌好的馅料分成若干小份，并捏成饼状。

● 在下油锅前将薯饼表面裹一层蛋液，逐个放入油锅，并不时翻面，至薯饼上浮漂起、表面呈金黄色时，捞出沥干油分，即可食用（图5-48）。

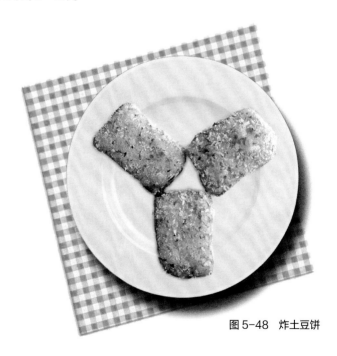

图5-48 炸土豆饼

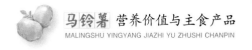
 家常薯饼

● 将全粉和水按 1 : 5 比例搅匀，静置 2 分钟，加入面粉、鸡蛋、香葱等搅拌均匀。

● 热锅中加一小勺油，摊入适量面糊晃匀，中火加热 3 分钟。

● 翻面，继续加热约 3 分钟，待薯饼煎成金黄色即可食用（图 5-49）。

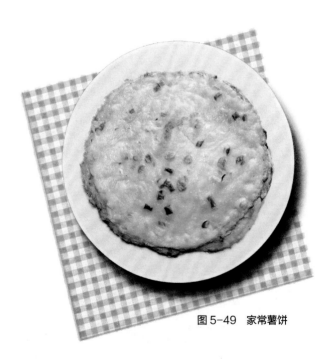

图 5-49　家常薯饼

马铃薯番茄饼

● 将全粉和水按1:5比例搅匀，静置2分钟，放入盐、味精、葱末、姜末、鸡蛋、淀粉、水搅拌均匀。

● 挤成直径约3厘米的丸子，撒上面包渣，按成棋子形状。

● 锅内放油，烧至六成热，放入薯饼，炸好捞出，码在盘内。

● 锅里放油并加热，待油热后，放番茄酱炒熟。

● 再放葱丁、蒜片、姜末、清水、糖、醋、黄瓜丁调好口味。

● 汤沸时，用少许淀粉勾芡，加明油，浇在炸好的薯饼上即可（图5-50）。

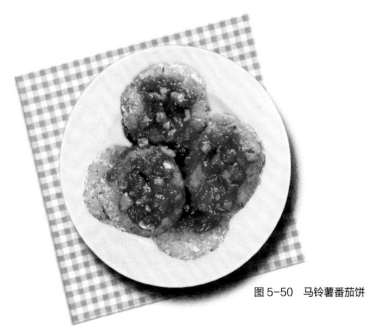

图5-50　马铃薯番茄饼

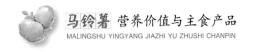

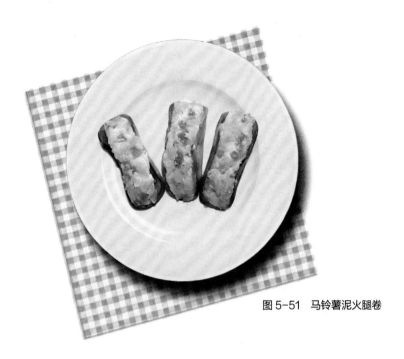

图 5-51　马铃薯泥火腿卷

 马铃薯泥火腿卷

　　将全粉和水按1:4比例搅匀，静置2分钟，将番茄、鸡蛋、蒜泥炒熟后，放入微量味精、盐，拌和薯泥，裹进熟火腿薄片，即可食用（图5-51）。

马铃薯泥水果月饼

● 将全粉和水按1：4比例搅匀，静置2分钟，拌入绵白糖、奶粉；对各种水果改刀。

● 将水果和薯泥压入月饼模具敲打即成，也可用月饼包装吸塑模制作（图5-52）。

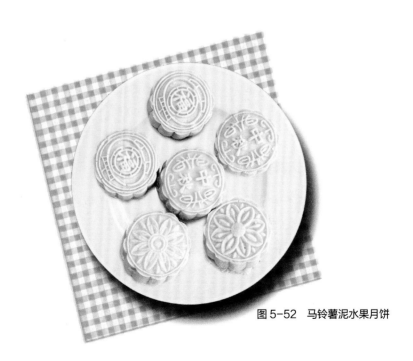

图5-52 马铃薯泥水果月饼

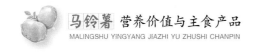

（六）马铃薯主食产品及产业化开发面临的挑战

当前我国马铃薯主食产品及产业化开发仍面临着多重挑战。

1. 专用品种缺乏

目前我国生产种植的马铃薯品种中，只有少数几个马铃薯品种适宜中国特色的主食化开发，油炸食品和全粉加工专用品种还是以国外品种为主，而这些品种都存在适应性弱、抗病性差等问题。馒头、面条和米粉等不同主食化产品要求的品种不同，所以品种培育是关键。

2. 饮食习惯有待转变

中国人一直将小麦、大米或玉米作为主粮，要使马铃薯成为主粮之一，除了在产品品质、样式、口感方面下功夫外，更重要的是如何适应国人饮食习惯，这将是一个长期的过程。

3. 价格成本较高

马铃薯加工成全粉需要经过多个工序，生产成本增加，目前马铃薯全粉价格在每吨 1 万元左右，是小麦粉的 3～4 倍。因此产品成本偏高是其主食化的一个重要限制因素。

4. 生产效益不稳

2011～2013 年，马铃薯价格从低位期经过稳定期到达高位期，但 2014 年多数产区的马铃薯价格又进入了低迷期，目前各产区的价格正在上扬。所以，如何稳定种植收益、保障产量，是满足马铃薯主食化需求的关键。

六、浙江省研发推广的马铃薯主食产品

　　根据国家马铃薯主粮化战略和农业部的统一部署，浙江省农业厅从2015年初开始，组织有关科研院所、高校、生产企业等单位，因地制宜地研发出一批符合浙江居民饮食习惯、种类丰富的马铃薯主食产品，并以杭州作为重点推广城市，加大媒体宣传和市场推广力度，取得了明显成效。

（一）用马铃薯全粉制作的产品

1. 马铃薯颗粒全粉

　　浙江省农业科学院与遂昌金色食品有限公司、诸暨绿康生物科技有限公司合作，研发出一套适合中小企业生产的马铃薯全细胞预糊化颗粒全粉生产技术工艺及设备，并于2015年进入小批量的中试阶段。

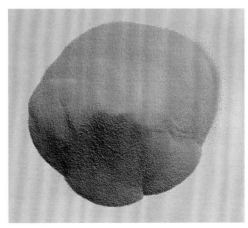

图6-1　马铃薯全细胞预糊化颗粒全粉

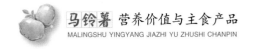
马铃薯颗粒全粉（图6-1）是新鲜黄肉马铃薯经削皮、蒸煮、冷冻、分散、干燥等程序，得到的全细胞预糊化颗粒全粉，生产过程中保留了马铃薯细胞的完整性，从而保留了天然的马铃薯风味。此产品可添加到马铃薯包子、面包、年糕、粉干等产品中。

2.马铃薯年糕

浙江省农业科学院与诸暨绿康生物科技有限公司、余姚河姆渡农产品开发有限公司合作，于2015年10月成功开发出添加30%马铃薯全粉的马铃薯年糕（图6-2）。马铃薯年糕以水磨粳米粉和黄肉马铃薯颗粒全粉为原料，按照传统年糕的工艺流程，经拌粉、蒸粉、搡捣（或机械挤压）、成型、切断而成。马铃薯年糕除具有稻米清香外，还具有马铃薯的浓郁香味，色泽黄或米黄，口感及弹性较纯大米年糕好，富含维生素C、维生素A、膳食纤维及叶黄素等营养成分。

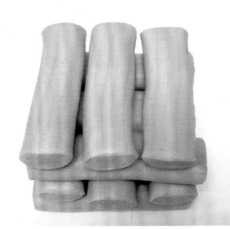
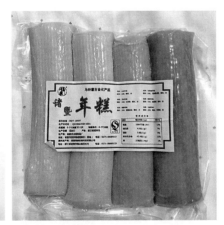

图6-2　添加30%马铃薯全粉的马铃薯年糕

3. 马铃薯面包

浙江农林大学和临安好朋友食品厂合作，于2015年9月成功研发出添加30%马铃薯全粉的面包（图6-3）。马铃薯面包以优质马铃薯全粉和小麦粉为主要原料，经焙烤而成。马铃薯面包风味独特，集马铃薯特有风味与纯正的麦香风味为一体，鲜美可口，软硬适中，营养丰富，是一种新型的营养健康主食。

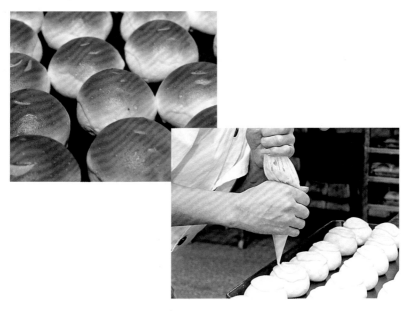

图6-3 添加30%马铃薯全粉的马铃薯面包

4. 马铃薯包子

浙江农林大学与杭州甘其食餐饮管理有限公司合作，通过多次试验，于2016年11月成功开发出添加8%马铃薯全粉的马铃薯

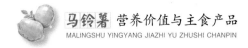

包子(图6-4)。马铃薯包子以面粉、马铃薯全粉为原料,经和面、压面、卷面、擀面、下馅、醒包、蒸包等程序而成。马铃薯包子色泽呈微金黄色,具有一定的马铃薯香味,营养全,易消化。工艺流程较简单,不仅适合家庭制作生产,也适合在机关食堂等生产销售。

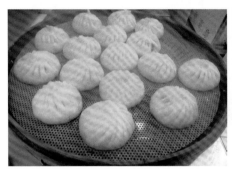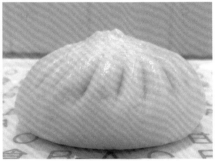

图6-4　添加8%马铃薯全粉的马铃薯包子

5. 马铃薯粉干

马铃薯粉干(图6-5)是以早稻米粉与黄肉马铃薯颗粒全粉为原料,经螺杆挤压、熟化、自然晾干或烘干生产而成。马铃薯粉干

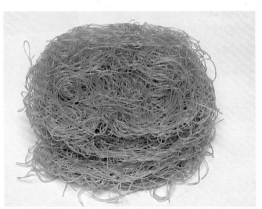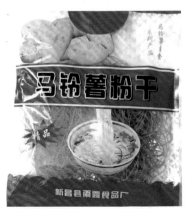

图6-5　添加30%马铃薯全粉的马铃薯粉干

色泽金黄，口感软糯，具有马铃薯的浓郁香味。易煮熟，煮汤时可不事先浸润，直接沸水下锅即可。

浙江省农业科学院与新昌雨露食品厂联合研发的添加30%～50%马铃薯全粉的马铃薯粉干，是一款适合浙南居民饮食习惯的马铃薯主食产品。

6.马铃薯馒头

浙江农林大学研制的马铃薯馒头（图6-6），以优质马铃薯全粉和小麦粉为主要原料，优化了配方和发酵工艺，操作简单，适合家庭和早餐店制作。马铃薯馒头保留了马铃薯的特有风味，略显黄色，口感细腻，软硬适中。

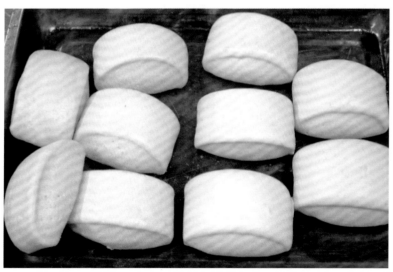

图6-6　添加30%马铃薯全粉的马铃薯馒头

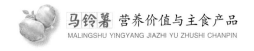

7. 马铃薯曲奇

浙江农林大学与临安好朋友食品厂合作，以马铃薯颗粒全粉与小麦粉为主要原料，配合植物油、糖、干果仁等，经压制成型、高温焙烤制成马铃薯曲奇。马铃薯曲奇（图6-7）口感松脆，易消化，香味浓郁，配合牛奶、豆浆等可作为早餐饼。

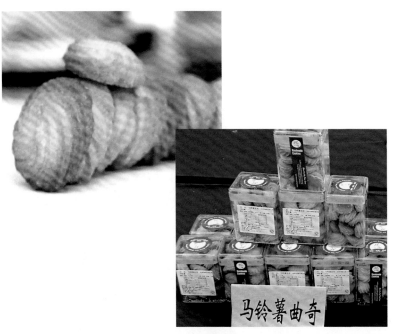

图6-7 添加30%马铃薯全粉的马铃薯曲奇

8. 马铃薯发糕

龙游发糕是浙江金华、衢州等地的特色小吃。浙江农林大学与浙江善蒸坊食品有限公司合作，在传统龙游发糕制备基础上优化制备工艺，成功开发出添加25%马铃薯颗粒全粉的系列发糕。马

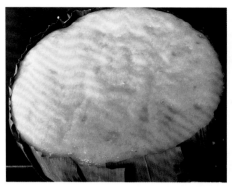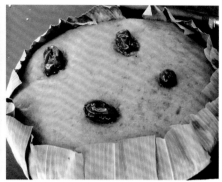

图6-8　添加25%马铃薯全粉的龙游发糕

铃薯发糕(图6-8)除保持龙游发糕的细腻口感外，更赋予了其马铃薯特有的风味，增加了发糕中膳食纤维、维生素等营养成分的含量。

9.马铃薯月饼

马铃薯月饼(图6-9)是浙江省农业科学院与浙江草苗食品有限公司合作，用马铃薯颗粒全粉配合其他调味料(火腿粒、果仁

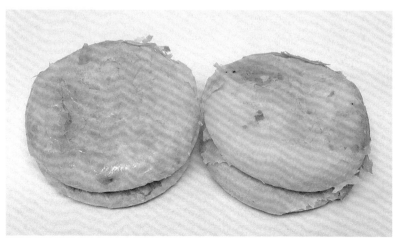

图6-9　马铃薯月饼

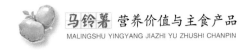

等）制成馅料，以马铃薯颗粒全粉和小麦粉、起酥油配合制成面皮，包裹馅料，经成型、高温焙烤而成。马铃薯月饼酥而不腻，馅料绵软，香味浓郁，可作为餐食配点或茶点。

10. 马铃薯复原薯泥

马铃薯复原薯泥（图6-10）是浙江省农业科学院与遂昌金色食品有限公司合作开发出的一套产品，将马铃薯全细胞预糊化颗粒全粉用3～4倍热（或冷）水冲调，即可恢复成煮熟薯泥的性状和结构，口感和营养价值均与新鲜马铃薯泥一致。配以一定的调料，可直接食用，也可进一步煎烤、蒸煮、油炸等。

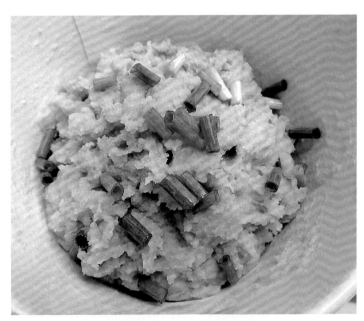

图6-10　100%马铃薯复原薯泥

11. 马铃薯质构米

马铃薯质构米（图6-11）以优质马铃薯全粉为主要原料，与其他谷物杂粮粉（小麦粉、米粉、玉米粉等）按一定比例混合，通过蒸煮挤压设备压制而成。通过配方优化和制作工艺创新，得到的马铃薯质构米风味独特，外观整齐，蒸煮损失率低。通过改变马铃薯与其他谷物的配比，可以针对不同消费人群对营养需求的差异开发不同的产品。马铃薯质构米是浙江农林大学与诸暨绿康科技有限公司合作研发的新产品，此产品制作工艺简单，低污染。

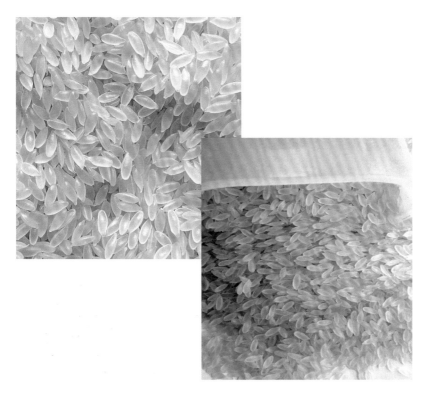

图 6-11　添加 30% 马铃薯全粉的马铃薯质构米

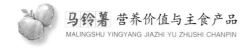

12. 马铃薯奶沙糕

浙江农林大学以马铃薯颗粒全粉为原料，加入适量奶油、细砂糖等辅料，研发出马铃薯奶沙糕。马铃薯奶沙糕（图6-12）保留了马铃薯特有的香味，还有非常细腻的口感，入口即化。同时，可以和红豆沙、牛肉松等原料复配，制作适合不同人群的产品。马铃薯奶沙糕富含蛋白质、维生素C、维生素A、膳食纤维、矿物质（钾、磷、钙等）等营养物质，必需氨基酸含量丰富，是一种新型的营养健康食品。

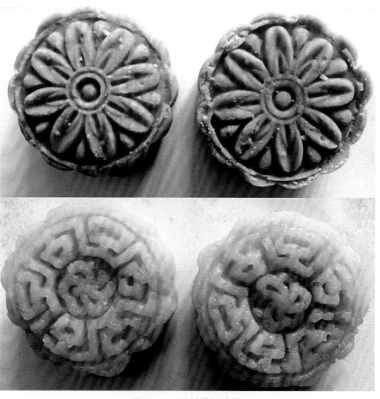

图6-12　马铃薯奶沙糕

13. 马铃薯固体饮料

马铃薯固体饮料(图6-13)是浙江农林大学研发的产品。马铃薯经过挑选、清洗、蒸煮、去皮、打浆、酶解、胶体磨粉、喷雾干燥等工艺,得到马铃薯固体饮料。该饮料保留了马铃薯几乎全部的营养物质,并且在加工过程中增加了酶解处理,易被消化吸收,是老年人及婴幼儿的理想食品。

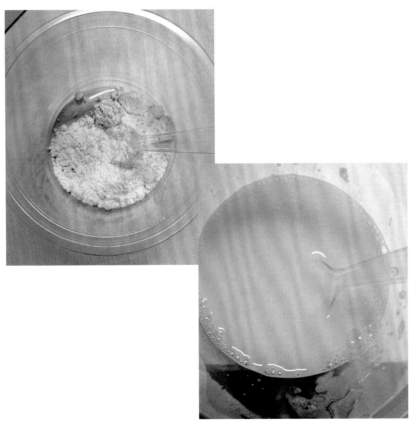

图6-13 马铃薯固体饮料

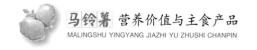
（二）用新鲜马铃薯制作的产品

1.马铃薯脆条

马铃薯脆条（图6-14）由宁波素子园八味食品有限公司生产，选用新鲜黄肉马铃薯，经切条、烫漂、冷冻、低温真空油炸、脱油等工序加工而成。由于在低温真空条件下油炸，营养物质得到最大程度的保留，色香味俱全，具有含油量低、有害成分少的优点。

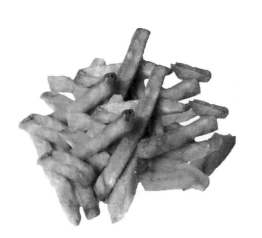
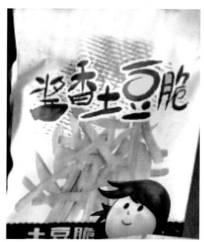

图6-14　马铃薯脆条

2.马铃薯油条

浙江农林大学以新鲜马铃薯泥和优质面粉为原料，通过配方优化，研制出的马铃薯油条（图6-15）风味独特、口感细腻，不仅降低了油条的含油量，还增加了维生素C、维生素A、膳食纤维和矿物质（钾、磷、钙等）含量，提高了油条的营养价值。

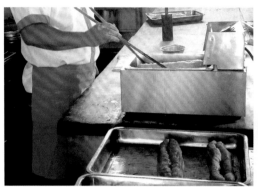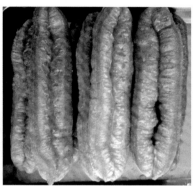

图6-15　添加50%马铃薯泥的马铃薯油条

七、马铃薯主食产品研究报告

（一）马铃薯油条制备条件优化及品质评价试验

1. 马铃薯油条的制作程序

新鲜的马铃薯洗净，放入高压蒸汽灭菌锅中煮熟，冷却后去皮，制成马铃薯泥。将马铃薯泥、膨松剂、盐、糖、蒸馏水按照不同的比例混入 100 克面粉中，和面大约 6 分钟，制成马铃薯面团，用保鲜膜将其密封，在低温下醒发 7 个小时。取出面团，在面团和案板表面涂上少许油，用擀面杖使之形成厚约 1 厘米、宽约 6 厘米的长条，再用刀将其切成 2～3 厘米宽的面块，然后将两块面块叠在一起，用筷子轻压中间部分，再用手轻捏两端并拉长。将油条面团的中间部分先放入 180℃ 高温的油锅，再将两端放入，油炸时不断用筷子翻搅油条面团，将油条面团炸至金黄色，捞出，沥干油分即可食用。

2. 马铃薯含量对油条感官的影响

选取 20 名有经验的人员对马铃薯油条的外观及色泽、组织结构、弹韧性、黏性、气味、马铃薯特有风味、颗粒感指标进行感官评价，取所有评分数据的加权平均值作为本试验最终记录值。

由表 7-1 可知，马铃薯含量的多少会影响油条的感官评价，以马铃薯含量为 50% 的油条总分最高，马铃薯含量为 30% 的油条总分最低。在外观及色泽方面，马铃薯含量 30% 时油条分数最低，

50%和60%时外观及色泽最好；从组织结构上看，马铃薯含量为30%的油条分数最低，马铃薯含量为60%的油条最高，其次是马铃薯含量为50%的油条；从弹韧性来看，马铃薯含量为60%的油条最好；从黏性来看，马铃薯含量为50%的油条最爽口、不黏牙；从气味和马铃薯特有风味方面来看，马铃薯含量为70%的油条，气味浓、马铃薯特有风味重；从颗粒感方面来看，五种马铃薯含量的油条相差不大，但马铃薯含量为50%的油条稍具优势。综上，从外观及色泽、组织结构等七个方面综合分析，马铃薯含量为50%的油条口味最佳。

表 7-1　不同马铃薯含量的油条的感官评价结果

感官评价	马铃薯含量				
	30%	40%	50%	60%	70%
外观及色泽	10.8	12.45	13.4	13.4	12.45
组织结构	10.25	11.7	12.15	12.35	12.05
弹韧性	11.6	12.4	13.25	13.45	12.85
黏性	11.85	12.75	13.15	12.55	11.9
气味	11.3	12.15	12.65	12.45	13.1
马铃薯特有风味	10.85	12.05	12.95	13.1	13.45
颗粒感	9.7	9.75	9.85	9.7	9.35
总分	76.35	83.25	87.4	87	85.15

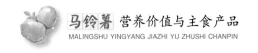
3. 马铃薯含量对油条质构性质的影响

（1）硬度分析结果：由图7-1可得，马铃薯含量为30%和马铃薯含量为70%时，硬度大于不含马铃薯的油条；而当马铃薯含量为40%、50%、60%时，马铃薯油条的硬度随着马铃薯含量的增加而下降，马铃薯含量为60%时，油条的硬度最小。

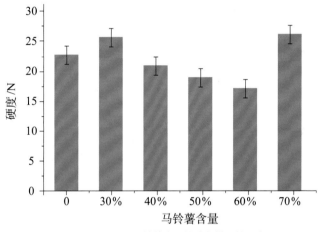

图7-1　不同马铃薯含量的油条样品的硬度

（2）弹性分析结果：从图7-2可知，含有马铃薯的油条弹性都大于不含马铃薯的油条；马铃薯含量为30%、40%、50%时，弹性随含量的增加而上升；当马铃薯含量超过60%时，弹性却下降；马铃薯含量为50%时，油条的弹性最好。

（3）咀嚼性分析结果：由图7-3可得，马铃薯含量为40%、50%、60%的油条，咀嚼性小于不含马铃薯的油条；而当马铃薯含量为50%时，咀嚼性最低，容易咀嚼。

综上所述，由质构分析结果可知，马铃薯含量为50%的油条为最佳。

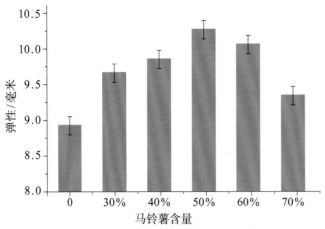

图7-2　不同马铃薯含量的油条样品的弹性

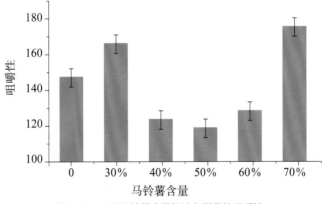

图7-3　不同马铃薯含量的油条样品的咀嚼性

4. 营养成分测定的实验结果与分析

（1）DNS法测定还原糖：从表7-2可知，马铃薯含量越多，油条样品中的还原糖含量就越多。

表 7-2 不同马铃薯含量的油条的还原糖含量

马铃薯含量 /%	30	40	50	60	70	0
吸光度	0.220	0.311	0.366	0.431	0.472	0.173
吸光度（稀释 50 倍）	0.218	0.301	0.351	0.411	0.449	0.174
还原糖含量 /%	0.043	0.060	0.070	0.082	0.090	0.035

（2）定氮仪测定蛋白质：取 0.2 克不同马铃薯含量的油条粉末（除水分后），再加 5 毫升浓硫酸进行消化，实验测得马铃薯含量为 0 时的全氮含量为 71.67 毫克/升。由图 7-4 可知，加马铃薯的油条的蛋白质含量都小于不加马铃薯的油条，随着马铃薯含量增加，蛋白质含量基本呈下降趋势，但变化不明显。

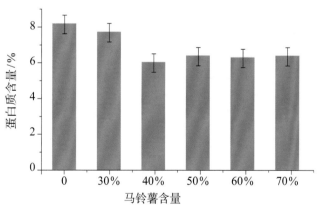

图 7-4 不同马铃薯含量的油条样品的蛋白质含量

（3）索式提取法测定油脂：取 3 克不同马铃薯含量的油条粉末（除水分后），实验测得马铃薯含量为 0 时的油脂含量为 8.81%。由图 7-5 可得，含有马铃薯的油条的油脂均比不含马铃薯的油条的

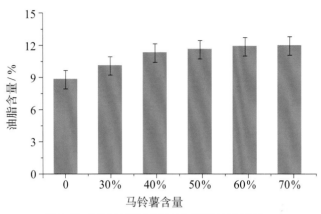

图 7-5 不同马铃薯含量的油条样品的油脂含量

油脂高，而且油脂含量随着马铃薯含量的增加而增大，但增加幅度不大。所以，马铃薯含量为30%的油条中含有的油脂最少。

（4）马铃薯油条的条件优化：以比容为指标，考查了加水量、加盐量及膨化剂添加量对含50%马铃薯的油条的影响。

①加水量的影响。由图7-6可知，马铃薯油条中的加水量从37%增加到40%时，油条样品的平均比容明显增加；而马铃薯油条中的加水量从40%增加到43%时，油条样品的平均比容明显下降；马铃薯油条中的加水量从43%增加到46%时，油条样品的平

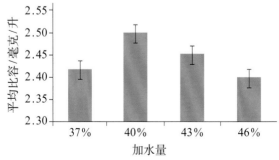

图 7-6 加水量对马铃薯油条样品比容的影响

均比容仍在继续下降。所以，加水量在40%时，马铃薯油条的平均比容最大。由此可得，加水量为40%是马铃薯油条制作工艺的最优条件。

②加盐量的影响。由图7-7可知，马铃薯油条中的加盐量从0.5%增加到1%时，油条样品的平均比容明显增加；而马铃薯油条中的加盐量从1%增加到1.5%时，油条样品的平均比容明显下降；马铃薯油条中的加盐量从1.5%增加到2.0%时，油条样品的平均比容仍在继续下降。所以，加盐量为1.0%时，马铃薯油条的平均比容最大。由此可得，加盐量为1.0%是马铃薯油条制作工艺的最优条件。

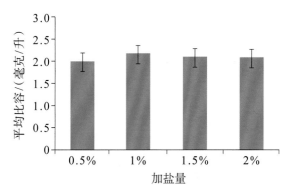

图7-7　不同加盐量对马铃薯油条样品比容的影响

③膨松剂添加量的影响。由图7-8可知，马铃薯油条中的膨松剂添加量从1%增加到3%时，油条样品的平均比容明显增加；而马铃薯油条中的膨松剂添加量从3%增加到5%时，油条样品的平均比容变化不大；马铃薯油条中的膨松剂添加量从5%增加到7%时，油条样品的平均比容变化不大。从成本的角度考虑，3%的膨松剂添加量是马铃薯油条制作工艺的最优条件。

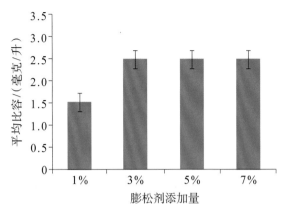

图 7-8　不同膨松剂添加量对马铃薯油条样品比容的影响

5. 小结

通过质构分析的实验可证实，新鲜马铃薯含量为 50%、60% 的油条口感较好。从外观及色泽、组织结构、弹韧性、黏性、气味、马铃薯特有风味和颗粒感七个方面对马铃薯油条的感官评价的影响来看，马铃薯含量为 50% 的油条口味最佳。

通过研究不同马铃薯含量的油条中包含的营养指标（还原糖、蛋白质、油脂三个方面）来确定马铃薯含量对油条营养成分的影响。从蛋白质含量来看，马铃薯含量为 30% 的油条蛋白质含量最高。从还原糖含量来看，马铃薯含量越多，油条样品中的还原糖含量就越多。从油脂含量来看，马铃薯含量为 30% 的油条中含有的油脂最少。

从制作马铃薯油条的工艺方面来说，马铃薯油条的膨胀度（即比容）与加水量、加盐量、膨松剂添加量均相关。经过多次实验得出：加水量为 40%、加盐量为 1.0%、膨松剂添加量为 3% 是马铃薯油条制作工艺的最优条件（本工艺数据由浙江农林大学许光治提供）。

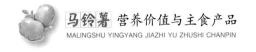

（二）马铃薯"全细胞预糊化颗粒全粉"工艺研究

1. 回填法基本工艺

鲜薯洗净→蒸煮→冷却去皮→20目筛挤压分散成丝状→干燥→筛分→过20目初始回填料→搅拌→分散→干燥→筛分→80目颗粒粉。

2. 初始回填料制备

整薯蒸熟，冷却去皮后的薯块用20目筛挤压成分散的细丝状，80℃热风烘干，再用20目筛轻轻挤压筛分，大部分可筛成细粒，部分不能过筛。用分样筛测定粒径分布（图7-9），颗粒粉主要集中在20～40目，占71.50%；其次是小于20目的，占15.20%；大于80目的仅占2.90%。选用20目以上的干粉作为初始回填料，对薯泥进行回填混合，全部过20目筛，80℃热风烘干，如此循环回填多次，直到获得下一步生产所需的足量回填干粉。

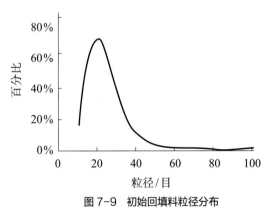

图7-9　初始回填料粒径分布

3. 回填干湿料比例的确定

利用上述通过20目的混合干粉进行回填比例试验。

结果（图7-10）表明，1∶0.5的比例回填所得的马铃薯颗粒全粉主要集中分布在粒径为20～40目之间，20目的全粉所占比例最大，大于60目的全粉所占比例较少，且目数越大，所占比例越小（80目之前），80目以上的全粉仅占所得全粉总量的5.85%，故不适合用于大批量的生产加工。

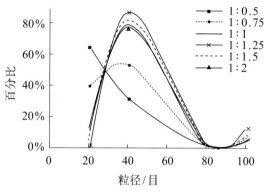

图 7-10　不同比例回填后的粒径分析

　　1∶0.75的比例回填所得的马铃薯颗粒全粉主要集中分布在粒径为20～40目之间，40～60目的全粉比1∶0.5的略多，60目以上的全粉所占比例不多，其中80目以上的全粉占所得全粉总量的8.20%。

　　1∶1、1∶1.25回填所得的马铃薯颗粒全粉主要集中分布于40目左右，20目的比例较小，其中1∶1.25回填时所得20目的全粉所占比例为0，且大于60目的马铃薯全粉较前面两组多，80目以上的全粉所占比例分别为8.37%和13.57%。

　　1∶1.5、1∶2的比例回填所得颗粒全粉分布曲线与1∶1、1∶1.25两组类似，主要集中于40目左右，大于60目的全粉所占比例相对较大，80目以上的全粉所占比例分别为10.92%和10.38%。

根据试验结果，回填料1∶1以上均可以取得较好的回填分散效果，考虑到生产效率和经济因素，以1∶（1～1.25）比例回填为佳。

4.回填粉粒径的确定

采用1∶1比例，用不同粒径回填粉进行回填。结果（图7-11）表明：用10～20目的回填粉回填时所得的颗粒全粉粒径主要集中分布于40目左右，80目以上全粉所占比例为19.74%。用20～40目的回填粉回填时所得20目的颗粒全粉所占比例最高，80目以上全粉所占比例最小，为13.96%。用40～80目的回填粉回填时所得的颗粒全粉粒径主要分布于40目之后，小于20目的颗粒全粉所占比例为0，80目以上的全粉所占比例为32.59%，是三组中比例最高的。

根据实验结果，以40～80目回填粉为最佳。

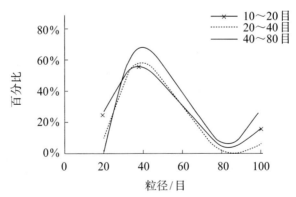

图7-11 不同粒径回填粉回填后的粒径分析

5.结论

采用回填法制备颗粒全粉时，鲜薯泥和回填粉的最佳比例为1∶1～1.25。其中回填粉用40～80目的效果最好，产品中80目以上的全粉所占比例为32.59%，可以实现连续生产，回填粉基本平衡（本工艺数据由浙江省农业科学院吴列洪提供）。

（三）马铃薯年糕、粉干的全粉添加比例研究

利用马铃薯颗粒全粉试制30%、50%、100%的马铃薯年糕，表7-3结果表明：以30%马铃薯全粉＋5%～10%糯米＋60%～65%粳米为最佳，口感基本接近全粳米年糕。

表7-3　添加不同比例马铃薯全粉的年糕性状比较

大米 /%		马铃薯全粉 /%	色泽	口感	浑汤
粳米 /%	糯米 /%				
100	0	0	白	韧、滑	-
95	5	0	白	韧、滑、糯	-
70	30	0	浅黄	韧、滑、略硬	+
65	5	30	浅黄	韧、滑	-
60	10	30	浅黄	韧、滑、糯	-
50	0	50	黄	韧、略糙、硬	++
45	5	50	黄	韧、略糙、略硬	++
40	10	50	黄	韧、略糙、略硬	++
0	0	100	深黄	韧、糙、硬	++

表 7-4　添加不同比例马铃薯全粉的粉干性状比较

大米 /%	马铃薯全粉 /%	色泽	口感	浑汤	断条
100	0	白	韧、滑	–	–
70	30	浅黄	韧、滑	–	–
50	50	黄	韧、滑	+	+
0	100	深黄	韧、略糙	++	+++

利用马铃薯颗粒全粉试制30%、50%、100%的马铃薯粉干，表7-4结果表明：以30%马铃薯全粉＋70%大米（早稻米）为最佳，口感基本接近全米粉干（本研究数据由浙江省农业科学院吴列洪提供）。

（四）马铃薯包子研发试验

添加7%马铃薯全粉的包子与普通包子的性状比较。

表 7-5　马铃薯包子与其他类型包子性状比较

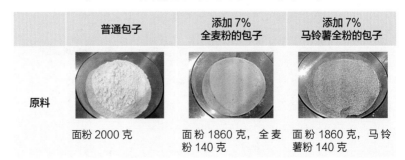

	普通包子	添加7% 全麦粉的包子	添加7% 马铃薯全粉的包子
原料	面粉 2000 克	面粉 1860 克，全麦粉 140 克	面粉 1860 克，马铃薯粉 140 克

	普通包子	添加7%全麦粉的包子	添加7%马铃薯全粉的包子
包制后	产品表面光滑、手感细腻	产品表面光滑、手感细腻	产品表面光滑、手感细腻，但是封口处有拉痕
醒发后	醒发40分钟后表皮湿润，呈乳白色，底部直径7.8厘米	醒发40分钟后表皮湿润，可见全麦颗粒，底部直径7.7厘米	醒发50分钟后表皮不湿润，底部直径7.6厘米
蒸制后	蒸制12分钟，外观饱满，有光泽，褶子清晰	蒸制14分钟，外观饱满，有光泽	蒸制14分钟，外观饱满，有光泽
横截面（成品）	气孔密且均匀	气孔密且均匀	气孔密但不均匀，有连片
泡打粉	8克	8克	8克

续表

	普通包子	添加7%全麦粉的包子	添加7%马铃薯全粉的包子
加水量	1040克	1040克	1050克
成品尺寸	高4.5厘米、直径9.5厘米	高4.5厘米、直径9.2厘米	高4.3厘米、直径9.3厘米
成品重量	107克	106克	109克
手感	很蓬松	比较蓬松	稍紧实
粗糙度	柔软细腻、表皮光滑	表皮比较厚、较粗糙	表皮比较厚、较粗糙
韧性	韧劲较强	比较强	比较强
口感	细腻有韧性，有小麦的香味	较粗糙，比较有韧性，有小麦的香味	较粗糙，韧性更强些，有马铃薯的香味

（本数据由杭州甘其食餐饮管理有限公司高俊提供）

（五）马铃薯馒头制备工艺优化研究

1. 马铃薯馒头制备

（1）马铃薯全粉制备。工艺流程：清洗→高压灭菌→冷冻→解冻→去皮→干燥→粉碎→过筛。

将新鲜马铃薯清洗干净，放入高压蒸汽灭菌锅中约15分钟，取出灭菌过的马铃薯放入冰箱中冷冻6小时。取出，于室温下放置6小时解冻，剥去表皮，切块。将切块后的马铃薯放入80℃鼓风干燥箱中干燥12小时至完全没有水分。然后，将干燥好的马铃薯块放入粉碎机中粉碎，粉碎后过40目筛。

（2）马铃薯馒头的制备。改变各种配比（马铃薯全粉与面粉的比例、硬脂酰乳酸钠（SSL）的加入量、卡拉胶的加入量、谷朊粉的添加量、酵母粉的添加量等）制备马铃薯馒头。第一步，取6克酵母粉，加入54克水作为酵母溶液备用。取15克食用盐，加入85克水作为盐溶液备用。取20克食用糖，加入80克水作为糖溶液备用。第二步，将各种原料加适量的水混匀，揉搓，擀面，制作面团。第三步，将擀好的面团放于保鲜袋中，放入30℃的恒温培养箱中静置发酵。第四步，将发酵完成的面团放入装有3升水的蒸锅中用电磁炉进行蒸制（先于2400瓦功率下蒸制10分钟，再于1200瓦功率下蒸制20分钟，共30分钟）。完成后取出，作为试验的样品。

2.马铃薯馒头制备条件优化

以感官评价为指标，首先确定马铃薯全粉的添加量，在此基础上通过单因素实验和正交实验，确定马铃薯馒头的制备工艺。

感官评价的方法：满分为100分，其中，表皮质地与形状20分，弹柔性20分，馒头心组织结构20分，口感20分，风味20分（表7-5）。随机抽取10个消费者进行评分，以评价的平均分作为最终结果。

设置9组配比对照，马铃薯全粉与面粉的配比分别为：1∶9、2∶8、3∶7、4∶6、5∶5、6∶4、7∶3、8∶2、9∶1（两种原料一共100克）。控制其他条件相同（酵母添加量、谷朊粉添加量、发面时间等），成品通过感官评价打分。由表7-6可知，随马铃薯全粉添加量的增加，感官评价分值也在下降，当添加量达到40%时，馒头品质不能被大多数人接受，因此选用马铃薯全粉和面粉配比为3∶7作为以下试验的比例。

表 7-5 感官评价标准

项目	评分标准
表皮质地与形状（20分）	形状完整、表面光滑、无褶皱，16～20分 表皮有裂口、较光滑、有少量褶皱，10～15分 表皮有裂口、不光滑、褶皱明显，0～9分
弹柔性（20分）	柔软，有弹性，按下立即恢复，16～20分 较柔软，有黏度，按下恢复较慢，10～15分 较硬，按下不易恢复，0～9分
馒头心组织结构（20分）	气孔细密、均匀，无大孔洞，有光泽，16～20分 气孔细密、较均匀，有大孔洞，10～15分 气孔不均匀，大孔较多，0～9分
口感（20分）	松软适口，不黏牙，味醇正，16～20分 较松软，较为黏牙，味道较为纯正，10～15分 较硬，口感较差，0～9分
风味（20分）	具有馒头香味及马铃薯特有风味，香气和谐，无不良气味，16～20分 香气较和谐，稍有不良气味，10～15分 味道较差，香气不和谐，0～9分

表 7-6 马铃薯全粉与面粉配比对样品感官评价的影响

马铃薯全粉与 面粉配比	感官评价	马铃薯全粉与 面粉配比	感官评价
1：9	93	6：4	74
2：8	91	7：3	70
3：7	90	8：2	68
4：6	81	9：1	60
5：5	78		

（1）单因素实验。

①酵母添加量对马铃薯馒头品质的影响。控制其他辅料的用量不变，在马铃薯全粉与面粉配比为3∶7的馒头样品基础上改变酵母的添加量进行面团调制，酵母添加量分别为0.5克、1.0克、1.5克、2.0克、2.5克，成品通过感官评价打分，结果如表7-7。

表7-7　酵母添加量对样品感官评价的影响

酵母添加量/克	感官评价	酵母添加量/克	感官评价
0.5	79	2.0	84
1.0	81	2.5	80
1.5	89		

②谷朊粉添加量对马铃薯馒头品质的影响。控制其他辅料的用量不变，在马铃薯全粉与面粉配比为3∶7的馒头样品基础上改变谷朊粉的添加量进行面团调制，谷朊粉添加量分别为1.0克、2.0克、3.0克、4.0克、5.0克，成品通过感官评价打分，结果如表7-8。

表7-8　谷朊粉添加量对样品感官评价的影响

谷朊粉添加量/克	感官评价	谷朊粉添加量/克	感官评价
1.0	78	4.0	76
2.0	88	5.0	73
3.0	85		

③发面时间对马铃薯馒头品质的影响。控制其他辅料的用量不变，在马铃薯全粉与面粉配比为3∶7的馒头样品基础上改变发

面时间进行面团调制，发面时间分别为30分钟、60分钟、90分钟、120分钟、150分钟，成品通过感官评价打分，结果如表7-9。

表7-9 发面时间对样品感官评价的影响

发面时间/分钟	感官评价	发面时间/分钟	感官评价
30	69	120	74
60	77	150	72
90	88		

（2）马铃薯馒头工艺优化正交实验设计。由上述表格得出马铃薯馒头工艺优化正交实验设计如表7-10。

表7-10 马铃薯馒头工艺优化正交实验设计

水平	马铃薯全粉与面粉配比	酵母添加量/克	谷朊粉添加量/克	发面时间/分钟
1	3:7	1.0	1.0	60
2	4:6	1.5	2.0	90
3	5:5	2.0	3.0	120

马铃薯馒头工艺优化正交实验结果：根据单因素实验结果分析，对所选因素进行$L_9(3^4)$正交实验。结果如表7-11。分析实验数据可知，影响马铃薯馒头品质因素由大到小排列依次为 A：马铃薯全粉与面粉配比、B：酵母添加量、C：谷朊粉添加量、D：发面时间。实验组所得结论为$A_1B_2C_2D_2$，而通过极差分析所得结果为$A_2B_2C_3D_3$，所以需要进行验证实验。通过验证实验，$A_1B_2C_2D_2$得分为89.3分，$A_2B_2C_3D_3$得分为85分，可以得到最优组合为$A_1B_2C_2D_2$，即马铃薯全粉与面粉配比为3:7，酵母添

加量为1.5克，谷朊粉添加量为2.0克，发面时间为90分钟。

表7-11 马铃薯馒头工艺优化正交实验结果

实验号	A	B	C	D	评分
1	1	1	1	1	81.4
2	1	2	2	2	89.3
3	1	3	3	3	82.9
4	2	1	2	3	84.6
5	2	2	3	1	86.5
6	2	3	1	2	86.1
7	3	1	3	2	84.6
8	3	2	1	3	80.9
9	3	3	2	1	78.8
$\overline{K_1}$	253.6	250.6	248.3	246.7	
$\overline{K_2}$	257.3	256.7	252.7	254.5	
$\overline{K_3}$	244.3	247.8	250.0	284.4	
K_1	84.5	83.5	82.9	82.2	
K_2	85.8	85.5	84.2	82.0	
K_3	81.4	82.6	84.6	82.9	
R	4.4	2.9	1.7	0.9	

3.马铃薯馒头的质构分析

本实验还单独针对谷朊粉添加量对马铃薯馒头质构的影响做了分析。质构分析试验用马铃薯馒头配方如表7-12，各做三个，每个切为厚度相近的四块马铃薯馒头片再进行质构分析。

表7-12　质构分析试验用马铃薯馒头配方

面粉/克	马铃薯全粉/克	盐/克	糖/克	SSL/克	卡拉胶/克	谷朊粉/克	酵母/克
70	30	1.5	2.0	0.5	0.3	0	1.5
70	30	1.5	2.0	0.5	0.3	1.0	1.5
70	30	1.5	2.0	0.5	0.3	2.0	1.5
70	30	1.5	2.0	0.5	0.3	3.0	1.5
70	30	1.5	2.0	0.5	0.3	4.0	1.5
70	30	1.5	2.0	0.5	0.3	5.0	1.5

硬度（Hardness）：硬度是使物体变形所需要的力。硬度是测试中第1次压缩样品的压力峰值，是评价馒头质量的指标之一，与馒头的品质成负相关。即硬度指标数值越大，吃起来就越硬。

由图7-12可知，加入1克谷朊粉对于马铃薯馒头硬度的影响并不是很大。而当加入2克谷朊粉之后硬度有显著的降低，之后又呈上升趋势。添加谷朊粉可以降低马铃薯馒头的硬度，可能与谷朊粉的水合性有关。谷朊粉的蛋白质含量高，向面团中添加谷朊粉，提高了蛋白质的含量。而蛋白质作为亲水性胶体，与水混合改善了马铃薯馒头内部组织的均一性，从而使其保持良好的胶体状态，降低了马铃薯馒头的硬度。

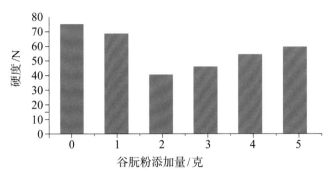

图 7-12　谷朊粉添加量对马铃薯馒头硬度的影响

　　弹性（Springiness）：表示物体在外力作用下发生形变，当撤去外力后回复原来状态的能力。弹性是测试中经过第1次压缩后样品恢复的程度，是评价馒头质量的指标之一，与馒头的品质成正相关。即弹性指标数值越大，吃起来就越有弹性。

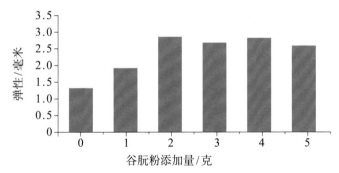

图 7-13　谷朊粉添加量对马铃薯馒头弹性的影响

　　由图7-13可知，在上述马铃薯馒头中加入谷朊粉对其弹性有显著的加强（$P<0.01$）。谷朊粉在一定程度上能改善马铃薯馒头的结构，这与谷朊粉面筋蛋白有关。加入的谷朊粉大于2克时，馒头的弹性增强显著。

　　内聚性（Cohesion）：是一个食品内部各个原料之间相互结合

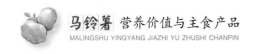

的紧密程度的度量指标。食品中组成元素结合越紧密，食品的内聚性就越高。

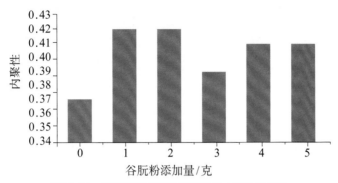

图7-14　谷朊粉添加量对马铃薯馒头内聚性的影响

由图7-14可知，在上述马铃薯馒头中加入谷朊粉能改变其内聚性但影响并不大，各样品之间无显著差异（$P>0.05$）。当加入1~2克的谷朊粉时，有较好的内聚性。

咀嚼性（Chewiness）：指把固体食品咀嚼成能够吞咽的状态所需要的能量。这也是评价馒头质量的指标之一，与馒头的品质成负相关。即咀嚼性指标数值越大，吃起来就越缺乏绵软、爽口的感觉。

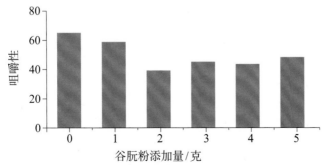

图7-15　谷朊粉添加量对马铃薯馒头咀嚼性的影响

由图7-15可知，在上述马铃薯馒头中加入谷朊粉能有效降低其咀嚼性。在一定范围内，添加谷朊粉能减少样品被咀嚼时所做的功，咀嚼性越低，表示样品越容易被咀嚼，口感也越好。谷朊粉添加量对馒头咀嚼性的影响总体呈现先下降后平稳上升的趋势。加入2克谷朊粉的马铃薯馒头有最好的咀嚼性。

胶黏性（Gumminess）：把半固态食品咀嚼成能够吞咽状态所需要的能量。与馒头品质成正相关，即数值越大，馒头吃起来越有筋道、爽口不黏牙。

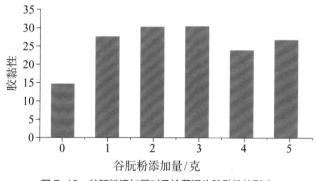

图7-16　谷朊粉添加量对马铃薯馒头胶黏性的影响

由图7-16可知，在上述马铃薯馒头中加入谷朊粉会使其胶黏性呈先增加后减小再增加的趋势。加入2～3克谷朊粉时样品有最好的胶黏性。

4.结论

馒头的比容与馒头的品质密切相关。用3∶7的马铃薯全粉与面粉比制作的馒头具有较好的比容以及感官评价，可以使用于工业生产。向马铃薯馒头中加入2克左右谷朊粉（马铃薯全粉含量的6%左右）能有效改善其质构，可以增加马铃薯馒头的弹性、内聚

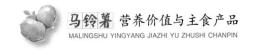

实验结果表明，在70克面粉中加入30克马铃薯全粉，再加2克谷朊粉、1.5克酵母，发面90分钟，制作而成的马铃薯馒头有较好的感官评价。这时制成的马铃薯馒头形状完整、表面光滑、无褶皱，柔软有弹性，松软适口，不黏牙，味醇正，同时具有馒头香味及马铃薯特有风味（本工艺数据由浙江农林大学许光治提供）。

参考文献

［1］佟屏亚，赵国磐．马铃薯史略［M］．北京：中国农业科学技术出版社，1991．

［2］魏章焕，张庆．马铃薯高效栽培与加工技术［M］．北京：中国农业科学技术出版社，2015．

［3］熊兴耀，王万兴．马铃薯成长记［M］．北京：中国农业出版社，2016．

［4］木泰华．不可不知的马铃薯功能与作用常识［M］．北京：中国农业出版社，2016．

［5］胡宏海．不可不知的马铃薯主食知识问答［M］．北京：中国农业出版社，2016．

［6］张泓．千变万化的马铃薯主食食谱［M］．北京：中国农业出版社，2016．

［7］木泰华．不可不知的马铃薯发酵面制主食［M］．北京：中国农业出版社，2016．

［8］孙红男．不可不知的马铃薯焙烤食品［M］．北京：中国农业出版社，2016．

［9］张雪．不可不知的马铃薯休闲食品知识问答［M］．北京：中国农业出版社，2016．

［10］张泓．千变万化的马铃薯家常菜谱［M］．北京：中国农业出版社，2016．